時報出版

正確吃藥

——銀髮族最常問藥師的100個問題

大林慈濟醫院藥劑科　莊美華　等著

推薦序

慈濟醫療志業執行長
林俊龍

身為心臟內科醫師，在每天的門診醫療中，總常要幫許多長者照護他們的身體。這時候，我發現，令銀髮族困擾，除了身體不舒服外，怎麼吃藥，更是令人頭痛的事情。因為有時可能同時有兩、三科以上的毛病，銀髮族從醫院離開時，經常帶著許多的藥袋，這時候問題就來了：這麼多的醫師，開了這麼多的藥，甚至還有不同醫院醫師開的藥，加上日常的營養補給、家中兒女從國外帶回的保健食品，到底要怎麼吃、哪些藥是重複的、哪些藥會衝突、藥袋上密密麻麻的說明，也很讓人傷腦筋。銀髮族的安心用藥，其實是個很大的學問。

醫療技術及製藥工業雖然不斷的日新月異，但若病人連吃藥都無法吃得正確，那不僅對身體健康沒有助益，反而更糟糕。我常常提醒病人，藥可以治病，但前提是所有的藥物都「要用對」；若用得不正確，不但治不了病，反而可能會傷身甚至危及生命。所以說，正確用藥與身體健康有著密不可分的關係。

慈濟醫療志業體近年來對於老年醫學這個領域也積極投入，包括發展老年人健康促進活動、落實社區老年人健康衛教及發展老人醫學專科等。從這麼多管道投入，在在顯示我們非常重視老年人健康的議題。除了醫療團隊的努力外，我們也結合了龐大的志工群，深入全國社區每一個角落，進行數百場的「愛灑活動」，持續不斷的散播正確的健康觀念。這是慈濟各個醫院的基本理念及對所有民眾的承諾──成為守護生命的磐石。

臺灣即將步入老年化社會，怎麼樣讓老年民眾活得健康、過得快樂是重要的社會議題。大林慈濟醫院藥劑科莊美華主任十多年前自美國學成回來，是當時國內少數的臨床藥學博士。後來又攻得藥學博士，成為國內難得同時具有臨床藥學和藥學雙博士學位的藥物安全專家。近年來，莊主任更致力於用藥安全的提升，在她領導下，藥劑科的藥師們除了以成為守護生命的磐石為職志外，更期許能為鄉親們提供更完善的用藥資訊。

很感恩大林慈濟醫院藥劑科所有藥師同仁們辛苦整理出這本《正確吃藥──銀髮族最常問藥師的100個問題》。這本書總和了藥師在日常提供老年病人藥事服務時所遭遇的問題、老年患者諮詢時所常提出的問題，以及現今大家常被誤導的不正確用藥觀念等，在這本書中都逐一有詳細的解答。相信這本書對於老年人或負責照顧家中老年人的照護者在用藥安全的提升，有實質的助益。

最後，祝福所有銀髮族除了身體健健康康，每天還能快快樂樂過活。

推薦序

大林慈濟醫院院長
簡守信

大林慈濟醫院啟業已經跨過十一個年頭了，不知不覺中，由我主持的「大愛醫生館」也剛剛跨過第三千集。我常在節目中介紹各種疾病或醫學知識，然而，在診間或路上遇到長者時，他們最困擾的問題總是──藥要怎麼吃？

銀髮族是社會重要的資產，尤其是在高齡化社會越趨明朗的今天。我們常說：呷百二，其實，銀髮族長者所想要的並不是單純的「呷百二」而已；吃得健康，身心舒暢，愉快享受人生，才是銀髮族辛勞一世最值得的回報。可是，人的身體就像個機器，用久了，總會有些需要調整一下、上上油的地方。不管是生病治療或日常保健，許多銀髮族總常有需要用到藥物的時候。但是，藥物百百種，有的要空腹，有的要飯後，有的不能一起吃，又有的不能用果汁吞……。不要說銀髮族，我們也都常搞得暈頭轉向。

來到嘉義之後，又發現另一個都會比較少見的事情。這裡的廣播電臺賣藥的功力實在一流，聽著主持人的舌燦蓮花，把許多不知名，不知成分的藥品介紹得天花亂墜，如有神效一般，說實在話，還真令我們這些醫學科班出身者汗顏。可是，這些藥真的能吃嗎？不要說是否真有神效，對人體會不會有不好的影響呢？醫院裡的醫師總是太忙，沒能詳細的解釋，藥師的說明又有太多的專業名詞，有聽沒有懂，怎樣都似乎沒有廣播電臺的鄉土語言親切。就這樣，雲嘉地區的洗腎人口占了相當的比例，而這與不適當的用藥，有著難以分割的關聯。

本院藥劑科藥師從每日的病人藥事服務照護中觀察到了這些問題，於是開始著手規劃撰寫這本書。這本書主要分成四個部分；第一部分探討老年人因為生理及心理的變化，不管是藥物對身體的作用還是身體對藥物的吸收、分布、代謝及排泄都會跟一般成年人不太一樣。所以看病前對於自己的生理變化應該要有基本了解，並應該掌握哪些是看病前就要清楚知道的重要資訊，這樣不但可以讓醫師更了解自己的問題，對於自身的就醫安全也更有保障。第二部分則主要針對病人在看完病，用藥前、中、後應該知道的重要訊息，這對於提升老年病人用藥安全有極大助益。第三部分討論老年人常見的疾病，包括常用藥物及常見的用藥相關問題。這個部分提供了老年人可能面臨的疾病及治療藥物的介紹，非常有參考價值。最後一個部分則是探討老年人不可不知的健康食品資訊，這對於健康食品如何用得更正確、更有效益，絕對有加分的效果。

一本書的出版當然是作者想傳達某些觀念或信念，但這本書還另外蘊藏著一個意念，那就是醫院整個醫療團隊對於特殊族群的重視與關懷。希望藉由這本書，讓所有銀髮族能有完整的用藥常識，並且還能提升自身的身體健康及生活品質。家有一老，如有一寶，若能正確用藥，適當保健，讓長者安心快樂，這就是感恩長者最具體的付出了。

目錄

CH 02 服藥時非看不可的20個問題

CH 04 202

藥師良心告白的10個健康食品問題

大林慈濟醫院位於嘉義縣的大林鎮，啟業至今，已將近十二年。大林鎮是個民風純樸的小鎮，最大的特色是老年人口多（嘉義縣老年人口約占全國人口的一五％）。隨著年歲越長，老年人的生理及心理也產生了不同的變化（通常是退化）。根據統計，老年人比較容易患有慢性疾病，如：退化性關節炎、高血壓、心臟疾病、糖尿病等，且需要接受藥物治療，所以，不管是看診次數、使用藥品的數量及種類都比青壯年人多。

隨著醫學技術及藥物不斷的日新月異，醫師、藥師面對這麼多的醫療資訊，也都自我要求不斷吸收新的資訊，以提供病人更好、更新的醫療照護。但不幸的是，老年病人並沒有因此獲致最好的結果。主要原因是：老年病人不正確或不適當的使用藥品，以致發生不良藥物反應，之後急診、住院或非預期回診的機率很高，導致更多的醫療花費，甚至是因此喪命。

再者，由於現今媒體非常發達，不少名嘴常在電視或報章雜誌侃侃而談，試圖解除民眾醫藥相關的迷惑，但這些名嘴多半不是醫藥學專家，很有可能解惑不成卻造成迷思。而地下電臺強力賣藥的功力，更是讓許多老人家一聽便成主顧，衝動購買來路不明的非法藥品，吃了非但不會治病，還可能致命。

每日的臨床服務工作中，常聽到長者彼此分享一些健康相關的議題，例如：哪些健康食品可以預防失智、哪些藥物可以預防中風或加強體力；有什麼偏方可以讓人生病不吃藥；做氣功就可調理身體……在在都凸顯老年人對於如何「正確用藥」的觀念普遍不足。

見到日益增加的因藥物使用不當所衍生問題，加上老年人口比率不斷增加，如何促進老人族群用藥安全，藥師應該如何為老年病人提供更積極的用藥教育、藥物諮詢及藥物使用的後續追蹤，讓每位長者活得更健康、更有品質，便成為大林慈濟醫院藥劑科最重要的課題。

因此，大林慈濟醫院藥劑科團隊將臨床上最常被長輩問及的問題整理成冊，提供最正確的用藥觀念，並詳列藥品的中文商品名與英文學名，以方便已在用藥的長者查察。

出版這本《正確吃藥——銀髮族最常問藥師的100個問題》，只是一個開端，希望透過這本書傳達正確用藥的基本觀念，讓每位長者任何時刻對藥物使用有疑慮時，手邊就有一本好的參考書籍。更期待所有醫療團隊，在未來對於老年病人的照護及用藥安全能有更多的投入。

CH01

10

看病前
一定要了解的
10個問題

1 幾歲開始退化？

根據內政部統計，在臺灣六十五歲以上的老年人口已經超過一〇%，預計到二〇二五年，臺灣老年人口將達到二〇%，進入「超高齡社會」。在如此高速老化的時代下，您做好準備了嗎？

隨著年齡的增加，體內細胞組織自然衰老，老化是必然的現象，除了外觀上的變化，體內的器官功能也同時衰退，速度遠比我們預想的來得快。一過五十五歲，就進入身體機能明顯衰退期，到了六十五歲時，身體機能只剩下二十歲時的一半了。根據英國研究統計出的「人體衰老時程表」，其實二十歲以後，就步入「退化一族」了！

人體衰老時程表

▼20歲以後　大腦細胞開始逐年下降，到四十歲後，人體腦細胞功能以每年衰亡一萬個的速度遞減，因此中年之後記憶力將明顯感受到大不如前。

▼25歲以後　皮膚因體內膠原蛋白生成減緩，因此逐漸失去彈性，皮膚細胞代謝速度減緩，死皮細胞不易脫落，新生細胞不易生成，因此導致皺紋形成。

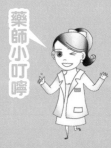

藥師小叮嚀

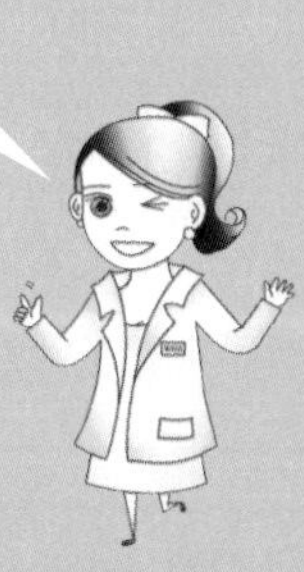

身體機能的退化，對我們的影響不僅只有生理層面，伴隨著因功能退化帶來生活上的諸多不便，許多老人家大多不想帶給子女困擾而隱瞞疾病現象，因此發生延誤就醫的情況，造成年長者社會壓力日趨加重，致使老年人成為罹患憂鬱症的高危險族群，因此除了

▼30歲以後　毛囊萎縮並且逐漸稀疏變少，黑色素細胞活性減低，開始有了落髮及白髮的困擾。

▼35歲以後　骨質開始衰老流失，骨骼密度及大小隨之縮減，所以可能出現老一輩所謂身高「老倒縮」現象。

▼40歲以後　眼睛、心臟及牙齒功能開始下降，可能開始有老花眼、冠狀動脈阻塞或牙齦萎縮等身體退化性疾病產生。

▼50歲以後　腎臟開始衰老，因此有夜間容易頻尿的現象，也會影響藥物在體內的排除情況，部分需腎功能代謝的藥品，此時應進行劑量的評估與調整。

▼55歲以後　腸胃道及聽覺功能降低，可能出現經常性腸胃道不適、排便不順或重聽的困擾。

▼60歲以後　味覺和嗅覺感受性降低，漸漸食不知味。

▼65歲以後　膀胱功能降低，頻尿次數更為頻繁，也較容易罹患泌尿道感染。

▼70歲以後　肝臟機能漸漸開始退化。肝臟其實是人體再生能力最好的器官，保持良好的生活習慣，不過度飲酒或熬夜勞累，在七十歲的時候還是可以維持「彩色的人生」。

留意身體上的變化外，更須注意老人家的心理狀況。

生老病死是無可避免的必經歷程，但怎麼擁有優質的銀髮生活卻是我們可以選擇的，若能趁早養成正確的身體保養觀念，才能讓老來生活健康又快樂，七十歲還是一尾活龍。

2 「藥」怎麼吸收？

七十八歲的陳老先生平日和兒子同住，這兩天一直為失眠困擾，看到兒子前天到醫院拿的藥品中有助安眠的藥，藥袋上面寫著：煩寧錠(diazepam)五毫克，睡前一顆。他問兒子這藥的效果如何？兒子說，吃了就一覺到天亮。陳老先生便順手拿了一顆服用，隔天早晨起床時，因感到暈眩不適而不慎跌倒，造成嚴重骨折，送醫急救。

同樣一顆藥，服用後怎麼結果差這麼多？

其實人體生理機能及組織分布會隨著年齡而改變。老年人體內的非脂肪組織與全身水分比例減少，相對脂肪組織比例增加，所以當老年人服用較親脂性的藥品如：鎮靜安眠藥時，親脂類藥品分布在老年人體內組織比例較年輕人高，使藥品半衰期延長，在老年人體內藥效作用甚至可長達數天之久。所以老年人使用這類親脂性鎮靜安眠藥品，較容易造成長時間鎮靜作用，相對增加跌倒骨折的風險，建議調整使用劑量。以煩寧為例，建議老年族群從最低劑量二

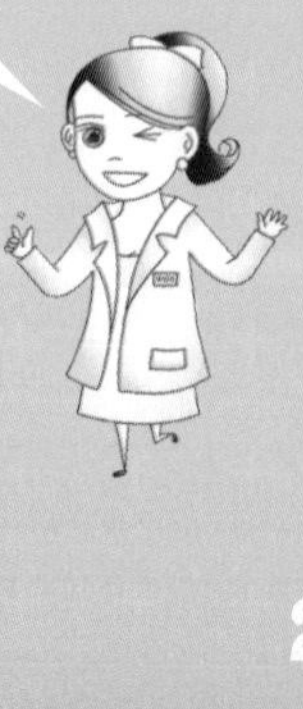

藥師小叮嚀

陳老先生的用藥行為及劑量，明顯將自己推入不適當用藥的危險。老年人因生理機能的變化屬於用藥的特殊族群，在用藥前應審慎評估劑量，聽從醫生的指示用藥。

毫克給予投藥，再由醫師依服用情況調整用量。

相對於親脂性藥品，老年人使用親水性的藥品，如：治療心衰竭的隆我心錠，則因老年人親水性組織的分布減少使隆我心錠釋出到血液中的比例及濃度增加，以致容易產生隆我心錠藥物副作用及中毒的症狀。此外，老年族群因胃酸分泌減少，對鈣質的吸收就會因胃酸分泌降低而減少。

當藥品吸收後，分布到身體作用時仰賴血流、血漿白蛋白的結合及身體組織的分布，這些因素都會受到年齡的影響。心臟輸出血流量從二十歲以後每年約下降一％；年齡增加也使得血漿白蛋白下降，八十歲以上的老年人平均值可降低到三・五八g／dL（正常為四g／dL），血漿白蛋白會與抗癲癇藥品癲能停(phenytoin)等部分藥品有高結合度，當體內血漿白蛋白下降，藥品被釋出，就可能會引發血中藥品濃度過高而導致中毒現象。

3 「藥」如何代謝排出？

一般的藥品都是由肝臟代謝，由腎臟排除。老年人的用藥和年輕人是否不一樣？所謂「追本溯源」，首先要想到的是「老年人的肝腎功能跟年輕人的有沒有差異？」

比方說，二十年前買的車，儘管有定期保養及維修，車身維持得像全新的一樣，但是內部零件還是隨著時間而磨損。我們的身體就像車子一樣，隨著年歲增加，儘管外表維持得跟二、三十歲一樣年輕，但是身體內部的器官會隨著年紀增長而衰老，功能自然會變得跟年輕時不一樣。

部分藥品的代謝需要經過肝臟酵素酶的作用。因年齡的增加，肝臟器官體積退化萎縮，造成老年人的肝臟酵素酶的量減少，因而降低藥品在體內代謝的活性，使得藥品在體內停留作用的時間變長，若是劑量沒有調整，恐會引發藥品體內濃度蓄積，導致藥物中毒。這類的藥品，如：鎮靜麻醉藥導眠靜(midazolam)及氣管擴張劑善寧(theophylline)等。

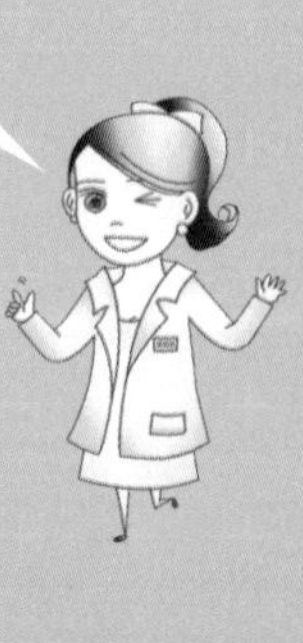

藥師小叮嚀

因老年人肝腎功能變差，會延長藥品在體內停留的時間，所以用藥時，應更加留意是否有過量的中毒現象，如：肌肉鬆弛劑或麻醉止痛劑過量會導致昏迷、神智不清等症狀；心血管藥物過量會造成心跳過慢、血壓過低等情形，嚴重時，甚至會危及生命。

另外，年紀增加也會使肝臟的血流變少，而明顯影響到如：治療夜尿的妥富腦(imipramine)、麻醉止痛用的嗎啡(morphine)及心血管用藥思特來(propranolol)等藥品的代謝。

當然，種族、性別、身體虛弱強健、抽菸、飲食及藥物交互作用等，都會影響到藥品的代謝，但是在老年人身上，受到這些因素的影響會比年輕人來得更為明顯。

大部分的藥品主要是由腎臟排除。老年人的腎功能隨著年紀增長而變差，因此，主要由腎臟排除的藥品，如：醣胺類抗生素(aminoglycoside)及萬古黴素(vancomycin)，或心血管用藥天諾敏(atenolol)、刻甫定錠(captopril)、隆我心錠(digoxin)等藥品的代謝會變慢。另外，如：麻醉止痛藥鹽酸配西汀(meperidine)及嗎啡等，經肝臟代謝後的活性代謝物，也會因為腎臟排除減少，而延長排除速率。

若懷疑藥品過量而產生不良反應時，應與藥師或醫師聯絡，並做適當處理。

4 生病時一定要吃藥嗎？

六十三歲的王老太太來到腸胃內科看診，她很緊張的向醫生說：她胃痛了一個多月，自己到藥局購買胃乳，連續吃了兩個多禮拜都沒有效，而且還有便祕的現象，是不是胃部出什麼大毛病？需不需要照胃鏡？

當醫師詢問王老太太詳細的情況後發現：因為王老太太上個月添了個小孫子，她幫忙兒子媳婦帶孩子，很擔心自己帶不好，加上最近天氣變化快，感冒大流行，害怕小孫子會生病，很多事情操心，也就是從那時開始吃不下飯，也睡不好，產生胃痛的症狀。最後醫師開出的處方是：暫停一個月別帶孫子，也不要吃胃乳了。

從王老太太的案例中，醫師評估她可能是心理壓力過大而引起心因性消化道疾病，而便祕的現象可能是胃乳中含有的鋁鹽所引發的藥物副作用。正所謂「心病還需心藥醫」，身體反應出來的不適症狀，大多數的人都想先吃藥再說，往往忽略了探究根本病因為何。

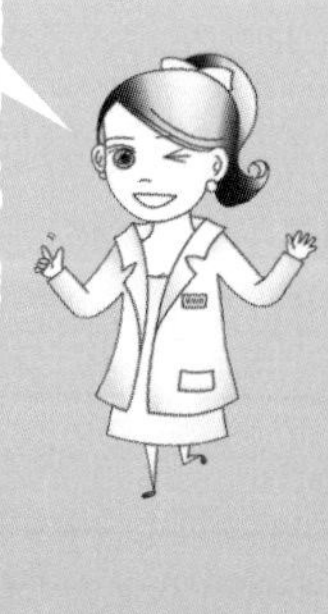

藥師小叮嚀

藥物只治標不治本！應該養成均衡的飲食習慣、正常的生活作息、多運動，才能強健身體的免疫系統，增加自癒能力。另外，建議看醫師的同時，也可以諮詢專業的營養師，針對罹患的疾病給予飲食上的建議，藉由改變日常飲食的方式來改善所以當身體覺得不適時，建議應尋求專科醫師診斷自己是否罹患了什麼疾病、了解造成疾病的原因，然後再針對病因尋找治療和改善的方法。而不是自行購買藥品，尋求最快的方法去「壓制」這些症狀，這樣不僅會造成疾病逐漸惡化，甚至會引發嚴重的併發症。

另外，以銀髮族最常見的健康問題，俗稱三高的疾病：高血壓、高血脂與高血糖為例。其實，三高的初期並不需要吃藥，可先從調整日常生活的飲食與作息著手，養成良好的生活習慣，自然能痊癒。如果真的無法改善，甚至惡化，才需要配合醫師開立的藥物來控制病情，當然還得加上改變生活習慣和適度的運動，以達到最好的治療效果。

因此，生病不一定要吃藥，重要的是：必須找出導致疾病的原因。當然，也不要矯枉過正，因為不想吃藥，而忽視身體發出的警告訊號喔！

病情，而不是長期依賴藥物來控制。

5 看病時一定要跟醫師說什麼？

大多數人都有到醫院候診就醫的經驗，打聽到心儀的名醫，千辛萬苦掛到號，經過一個多小時的等候，實際與醫師面對面接觸的時間僅短短幾分鐘。但是，如何把握這關鍵的幾分鐘？尤其是年長者，就醫時更需要跟醫生「說清楚，講明白」。

此外，邁入高齡的社會結構的同時，您我都有可能成為家中長輩的「看診代理人」，特別是老年人大多有多重慢性疾病同時需要照護，因此看診時，除了敘述病情之外，還有什麼是我們需要告知醫師，才能獲得最適當的醫療照護的呢？

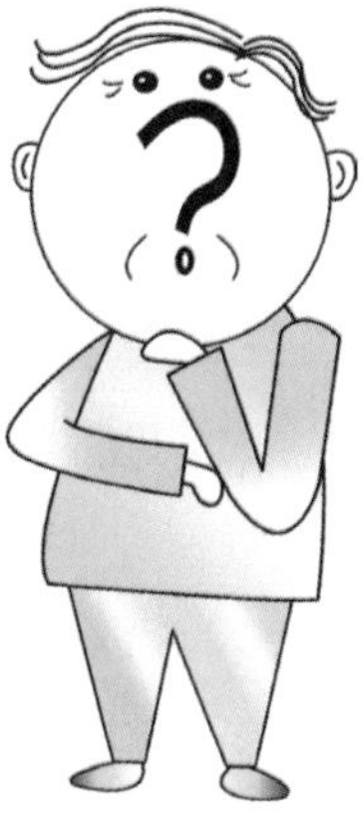

藥師小叮嚀

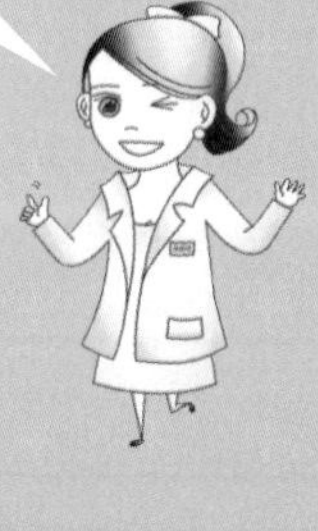

首次就診新醫療院所時，在慢性用藥紀錄及過敏史部分可多多運用「用藥紀錄卡」（詳見問題6），建議與健保卡放在一起，隨身攜帶，就醫時即可主動告知，提醒醫療人員。此外，多數慢性疾病並不是看一次醫師，就可以馬上治

過敏史	是否曾經吃藥後感到喘不過氣、眼皮腫、皮膚癢或者其他不舒服的症狀？這些情形都有可能是藥物引起的過敏。嚴重的藥物過敏可能危及生命，所以有藥物過敏經驗的病人，必須記下當時使用的藥物或保留藥物，每次看診時提醒醫師。
慢性疾病病史	當首次到新的醫療院所，無您之前相關病史紀錄時，若有其他慢性病史需主動告知醫師，例如肝腎不好的人，可能影響身體代謝藥物的速度，所以藥物需要隨著身體狀況來劑量。
慢性長期用藥	應該主動告訴醫師，您同時在哪些科別看診，是否同時服用其他藥物或保健食品，避免重複用藥或產生藥物交互作用。
特殊遺傳疾病	有些特殊疾病在使用一些藥物時，可能傷害身體。例如：蠶豆症病人使用藥物就必須特別謹慎。

好，需要根據體質、疾病，還有對藥物反應情形來進行療程的調整，建議不要太頻繁的變更就醫醫療院所。不然易造成療程不完整、病歷紀錄不完整等問題，反而增加醫療風險。這時候我們需要做的是完全的信任醫療團隊，完成處方的療程，才能夠得到最好的治療效果。

6 什麼是「用藥紀錄卡」？

您平常用的藥品有哪些？有沒有曾經對藥品過敏的紀錄呢？平日重要的約會和繁瑣的小事，大家通常會記錄於個人的行事曆中；也會將每日的金錢收支記錄於家計簿或理財收支簿上，藉此了解個人的財務狀況。那攸關用藥安全的過敏史、長期服用的藥品等，您記錄在哪裡呢？

建議您，可用像手掌一樣大的卡片，或可摺成名片大小、方便隨身攜帶的卡片記錄下您對什麼藥物過敏，或平常使用的藥品有哪些。行政院衛生署也印製了「用藥紀錄卡」，供大家索取。

用藥紀錄卡上面可以記錄自己或家人的慢性病史、目前正在服用的藥品與曾產生過敏的藥品。建議與健保卡放在一起，就醫時請隨身攜帶。

什麼時候應該出示用藥紀錄卡呢？建議可以在醫師開藥、藥師給藥之前，出示個人專屬的用藥紀錄卡，提醒醫療人員注意相關的用藥史與過敏史。特別是在您首次就醫的醫療院所，院內系統尚無您的相關病歷資料，更應出示用藥紀錄卡。

藥師小叮嚀

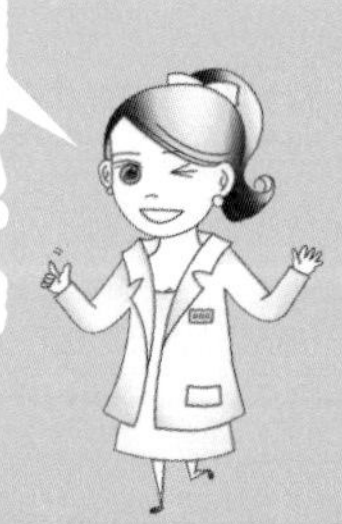

用藥紀錄卡可至各大醫院藥劑部門的藥物諮詢室索取。再一次提醒，看病或住院時，請隨身攜帶用藥紀錄卡，並適時出示喔！

可千萬不要小看這個動作！透過用藥紀錄卡，可以避免醫師重複用藥，或減少醫師開立與正在使用的藥品發生藥物交互作用的藥物，如此可以進一步降低藥物不良反應的發生機率，讓用藥更有保障。

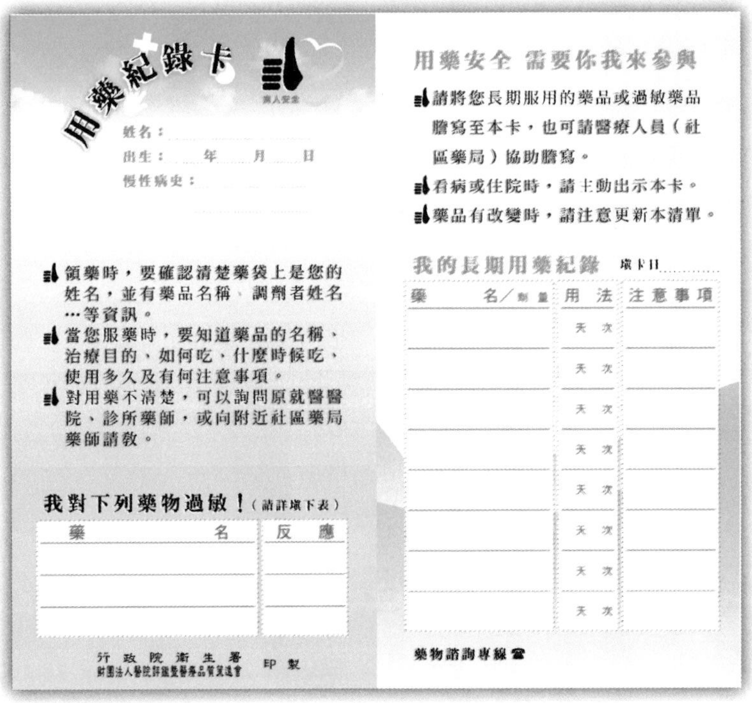

用藥紀錄卡

病人安全

姓名：

出生：　年　月　日

慢性病史：

領藥時，要確認清楚藥袋上是您的姓名，並有藥品名稱、調劑者姓名…等資訊。

當您服藥時，要知道藥品的名稱、治療目的、如何吃、什麼時候吃、使用多久及有何注意事項。

對用藥不清楚，可以詢問原就醫醫院、診所藥師，或向附近社區藥局藥師請教。

我對下列藥物過敏！（請詳填下表）

藥　名	反　應

行政院衛生署
財團法人醫院評鑑暨醫療品質策進會　印製

用藥安全　需要你我來參與

請將您長期服用的藥品或過敏藥品謄寫至本卡，也可請醫療人員（社區藥局）協助謄寫。

看病或住院時，請主動出示本卡。

藥品有改變時，請注意更新本清單。

我的長期用藥紀錄　填卡日

藥　名／劑量	用　法	注意事項
	天　次	
	天　次	
	天　次	
	天　次	
	天　次	
	天　次	
	天　次	
	天　次	

藥物諮詢專線☎

▲ 用藥紀錄卡

7 看醫生要「貨比三家不吃虧」？

七十六歲的王老先生平日有「逛醫院」的習慣，早上測量血糖有升高的現象，決定到甲醫院看診，領藥後覺得要「藥」比三家比較保險，下午再到乙醫院，兩家醫師皆開立降血糖藥品。服藥時，王老先生認為兩家的降血糖藥長得不一樣，一次吃兩種應該更有效。服藥後，出現意識不清及呼吸困難症狀，被家人送入急診，住院治療時，家屬將王老先生所有藥品帶到醫院，向藥師諮詢用藥，藥師檢視藥品時發現王老先生服用的兩種降血糖藥品，雖然中文商品名不同，但都是庫魯化錠(metformin)，評估可能是因為過量使用庫魯化錠才導致乳酸中毒。

自實行全民健保制度以來，一般民眾就醫障礙與負擔大幅下降，加上病人權利意識的提升，民眾逐漸改變原有的就醫習慣。在就醫過程中，可能對醫院的醫療服務不滿意、不信任醫師、對自己病情不完全了解等等原因，在抱持下一個會更好的觀念下，形成在同一個疾病過程中，未經任何轉介諮詢，就向第

藥師小叮嚀

民眾對於醫療服務有疑問時，應合理的尋求醫療上的第二意見，避免形成逛醫院的就醫行為，這樣才能使醫療資源可以合理的被利用，減少浪費；對於民眾本身，良好的病情控制，正確的用藥觀念，可減少對個人健康造成危害的機會。

二個或以上的醫師尋求醫療服務的「逛醫院」現象。

這樣逛醫院的行為模式，不僅不會加快疾病痊癒的時程，在用藥安全上，更是一大隱憂。因為相同的疾病，治療的藥物也相近，病患可能拿到相同成分或藥理作用的藥物，在不知情的情況下，容易重複用藥導致疾病惡化、產生新疾病或發生藥物不良反應，甚至需住院做進一步治療。對於某些需要持續性治療的疾病，民眾可能因為不斷的更換醫師，造成治療空窗期，延誤黃金治療時期，使得病情更加惡化。另外病患因時常進出醫院，則更容易受到醫院病毒或細菌的感染，形成新的疾病。

8 健保就醫，多看多划算？

八十歲的李爺爺一個人獨居在鄉下，長年有三高的疾病（血壓高、血糖高、血脂高），也常有小病小痛上身。只要身體稍有不適，就急著到診所打個針、吊個點滴才會覺得心安。心想：反正繳了健保，總是要「多用」才划算。

臺灣的醫療資源相當便利，卻讓部分民眾陷入不恰當就醫迷思，如「大醫院比小診所好」、「打針打點滴比吃藥有效」、「多逛幾家醫院、多看幾個醫生，病好得比較快」等錯誤的觀念，這些更是多數（鄉下的老人家占多數）長者深信不疑的。像李爺爺這樣認為多看多划算的人也不在少數。

但是，健保資源的建立是來自所有人繳納的保費，在少數人不當使用醫療資源之下，使得健保局財務日益入不敷出，間接影響了急、重症病患的醫療支出。

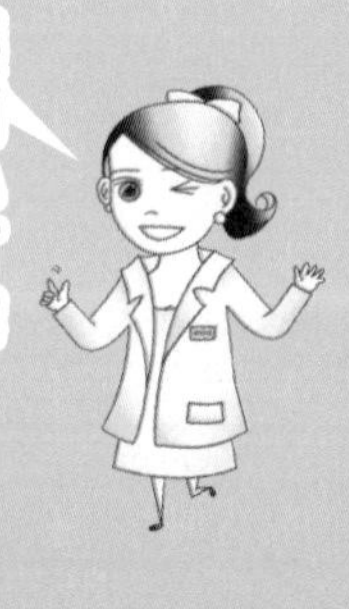

藥師小叮嚀

就近透過家庭醫師及社區藥局，即可進行在地照顧，省時又可避免醫療資源的浪費。

家庭醫師在平常扮演健康諮詢的角色，如有進一步的醫療需求，可由家庭醫師藉由轉診制度協助，減少不必要的醫療資源浪費。而民眾醫療資源不浪費，共同守護健保資源，請：

❶ 不隨便打針吃藥，不必要的用藥反而會傷身體。

❷ 落實轉診，看病更安心。平時就近在社區診所或所屬家庭醫師處做追蹤檢查，必要時再由醫師轉診。

❸ 善用連續處方箋。對於病情穩定的慢性病病患，可請診治醫師開立有效期三個月的健保慢性病連續處方箋（詳見問題9），減少就醫次數，並可免繳部分負擔。

❹ 個人小病自我照護，健康管理。

❺ 選擇好品質的醫療院所，不濫開藥。

❻ 全民監督，為健保資源把關。

平常應多吸收用藥的常識，就醫後持處方箋，可以在住家附近的健保特約藥局領藥。至於用藥上的疑問，可透過社區藥局的藥師進行處方調劑、用藥諮詢及藥事照護等專業服務，為大家的用藥安全把關。

9 什麼是「慢性病連續處方」？

隨著年齡的增加，器官機能退化，伴著而來的就是慢性疾病的產生，因此老年人常併有多重慢性病需要長期藥物治療。

許多老人家因為擔心要麻煩家中年輕人特地請假帶他們到醫院看診而耽誤工作，因此不願就醫，家中藥品服用完了也不敢說，不僅延誤治療時機與療程完整性，更可能造成不可挽回的傷害。

有鑑於此，健保局為了照護慢性疾病病患，只要是符合行政院衛生署公告之九十七種慢性疾病範圍、醫師確認病情穩定的慢性病患，可由醫師開立慢性病連續處方箋。

慢性病連續處方箋屬於長期用藥處方箋。醫師會評估病人服用的藥品、用量及其他條件，開給連續處方箋，最多可以連續開三個月的藥量。病患一次可以先拿二十八天的藥物，藥物即將用完的前一個星期，不必掛號就可憑連續處方箋到原醫院或健保特約藥局領藥。

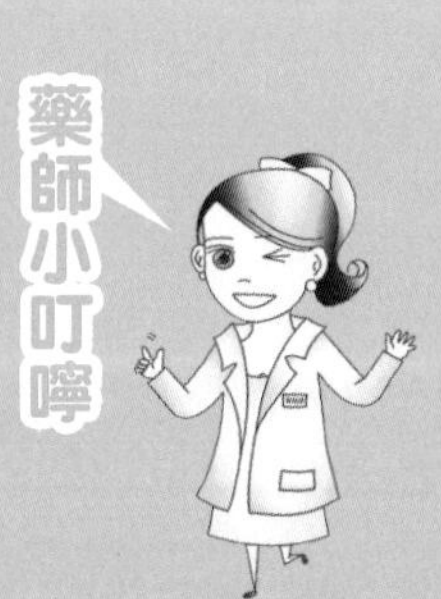

藥師小叮嚀

在服用慢性病連續處方箋的藥品期間，請確實遵守用藥須知，避免自行停藥或選擇性服藥。如果有任何不舒服的症狀出現，應回到原來的醫療院所就診，並且讓醫師了解您使用的處方箋的用藥。

若慢性處方箋不慎遺失或逾期未領藥

但須特別注意：不能跨不同醫療院所領藥。同時，健保局考量慢性病患出國領藥不便，若慢性病患者預定出國時間超過一個月，可於領藥時出具機票等證明文件，領取下個月的用藥量，但當次全部給藥量最多以二個月為限。

領取慢性病連續處方箋好處多多，不僅省時（只需要每三個月回診一次，亦可選擇自己方便的健保藥局領藥）、避免醫療資源的浪費之外，更可省去每次看診的掛號費（僅限第二、三次領藥）和部分負擔費用。

持慢性病連續處方箋再次領藥，請記得攜帶健保卡，並且注意慢性病連續處方箋上的領藥日期，請在期限內領藥。取藥後，請先核對藥袋上的藥品名稱、數量與藥袋上的標示內容是否相同，並注意藥品和之前使用的藥品外觀是否相同，如有不同應詢問藥師是否換藥或更換藥品廠牌。

（期間的最後一天若是例假日得順延至提供門診服務之日止），依健保規定您必須再次就診，於前次所領藥品服完前七日內，回原就診醫院重新掛號看診，請醫師重新開立慢性病連續處方箋。（春節連續假期提前領藥日期區間將另行公告）。

10 藥師能為我們做什麼？

藥師的工作是什麼？

很多人的第一印象就是：照醫師指示開藥、數藥丸給病患。

到底藥師扮演什麼角色呢？藥師的基本工作是「調劑」，就是將正確的藥品、正確的藥品數量放入藥袋內；然而「調劑」不單單是數藥丸、剪藥片而已，還包含調配無菌藥品，例如：化療藥品和靜脈營養液。

為了對用藥安全做把關，調劑完成後，會交由另一位藥師做處方評估，以確保藥品的劑量正確、品項正確、劑型、數量正確、確實對症下藥，避免重複用藥；若病患對藥品過敏、出現藥品產生交互作用或不良反應，藥師也會個別追蹤，並建議其他治療藥劑。

藥師另一個的角色就是作為「健康的傳播者」。無論是醫院或藥局，藥師會站在第一線，個別為民眾解答用藥問題，包含藥品使用方法、吃藥的目的。除了解答民眾用藥問題，也主動與社區、校園聯結，傳播正確的用藥知識，讓

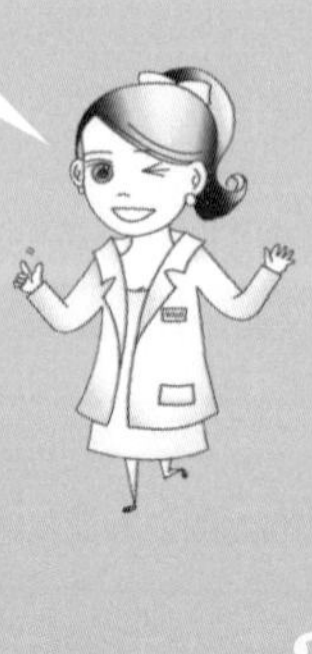

藥師小叮嚀

藥局四處都有，非常貼近民眾生活。與其說藥師是調劑、提供藥品的人，不如說是您的鄰居、或是您的家庭藥師。走進街角的藥局，有任何用藥問題、健康問題都可以詢問；家中沒有血壓計，就去藥局坐一坐，聊一聊，順便量個血壓；有小小

用藥安全在日常生活中札根。

同時也會配合政府的政令，做健康宣導，例如：戒菸、健康飲食的宣導、協助設立戒菸課程、減重課程，促進健康。

藥師的角色豐富而多元，但是不參與診斷、不施行侵入性治療喔！所以有個小口訣：有病看醫師，用藥找藥師。想取得合法的藥品，要去醫院或藥局。那如何分辨藥局是否合法呢？請認明「全民健康保險特約藥局」的標誌與藥師執業執照。

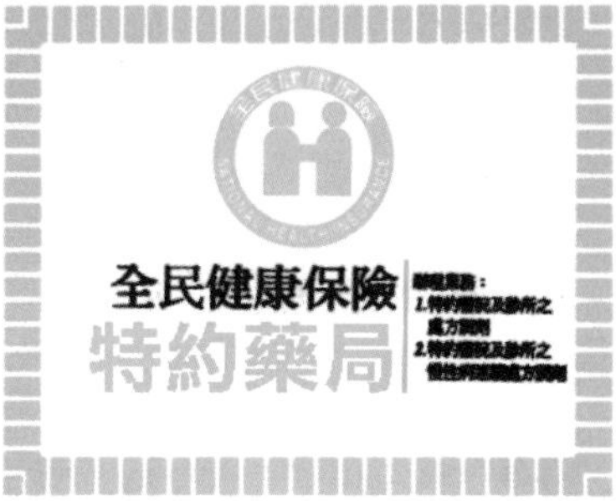

▲ 全民健康保險特約藥局標誌

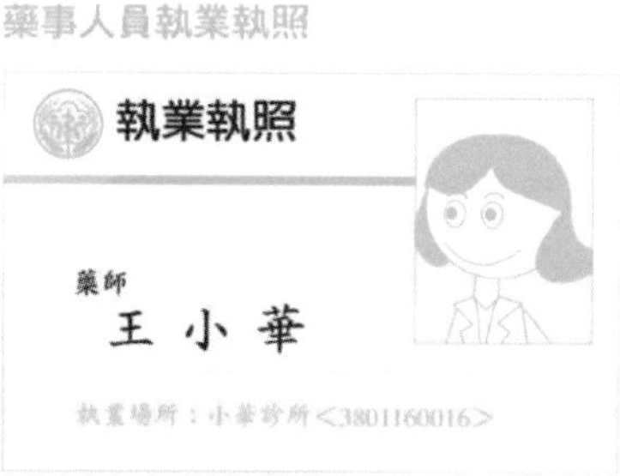

▲ 藥師執業執照

的感冒、頭痛、蚊蟲叮咬，就去藥局買個成藥、指示藥（詳見問題15），既方便，又有藥師指導您使用；若是遇到較嚴重疾病，藥師可以幫您轉介給診所、醫院；若行動不方便或是怕麻煩，走幾步路去藥局就可以領到連續處方藥，省時省力。

CH01
看病前一定要了解的
10個問題

請翻至P16 ▶

CH02

服藥時
非看不可的
20個問題

11 領到的藥是我的嗎？

李爺爺有高血壓的老毛病，平常由外籍看護照顧生活起居。某天，李爺爺服藥後就昏迷了，後來才知道，李爺爺到藥局拿藥時拿到了別人的藥了。要避免這樣的危險情事發生，除了藥師把關之外，自己也要看清楚藥袋上的標示，確認是否為自己的藥，以及用藥方式。若有任何問題，都應詢問藥師，確保用藥安全。

藥袋上會有哪些標示呢？

為保障民眾用藥知的權利，衛生署明文規定藥袋上必須標示以下十三項目：①病患姓名、②性別、③藥品商品名、④藥品單位含量與⑤數量、⑥用法與⑦用量、⑧調劑地點的名稱、⑨地址、⑩電話號碼、⑪調劑者姓名、⑫調劑日期與⑬警語；另外還有三項建議標示項目，為❶主要適應症、❷主要副作用及❸其他用藥注意事項。

藥師小叮嚀

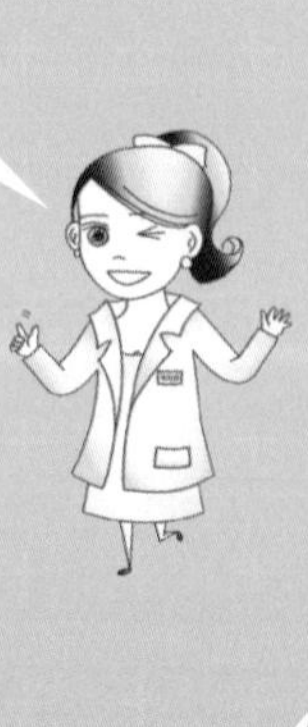

如何正確的用藥，首要條件就是「善用藥袋資訊」，以大林慈濟醫院藥袋為例，藥袋上除了有衛生署規定的十三項標示外，還有藥品的成分、用途和注意事項。因來大林慈濟醫院的民眾多為老年族群，在藥袋上更加註：藥品外觀、藥品

每個人都是自己用藥安全維護網的最後一個關卡，不要讓您知的權益睡著，如果發現不合格的藥袋可以直接向衛生署檢舉，或向各地衛生局檢舉，一旦發現未確實符合規定標示，最重可求處該醫療院所十萬元罰款。

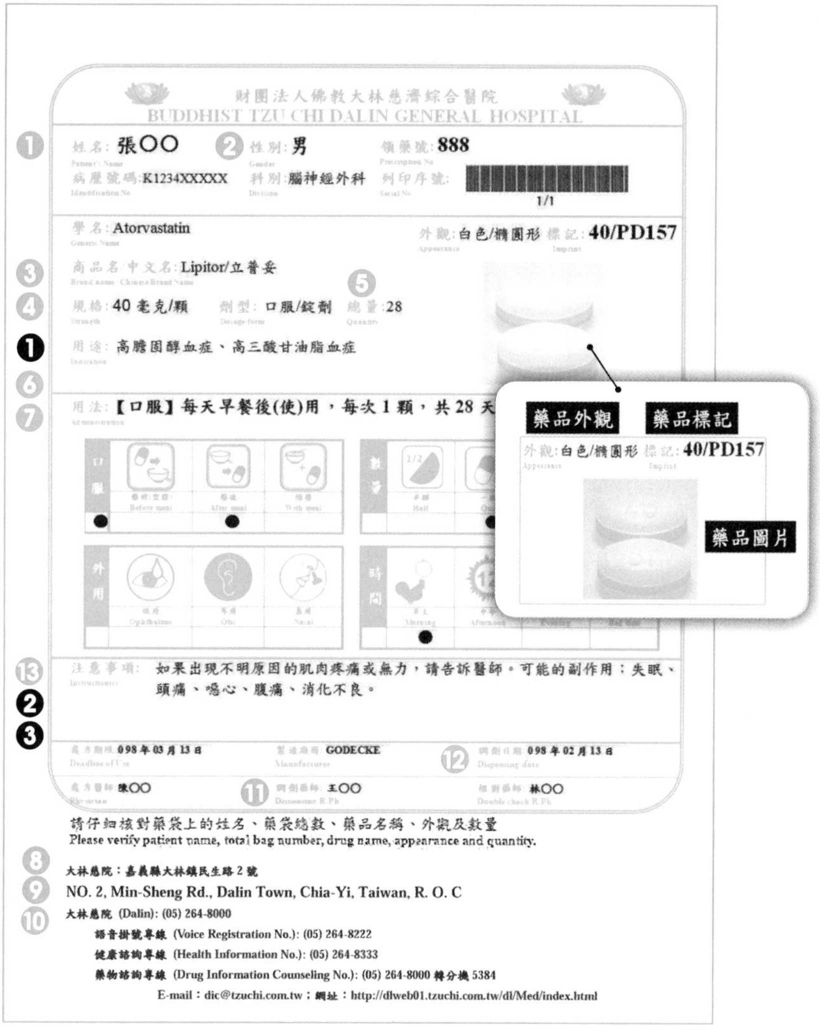

圖片、藥品標記。因為有了這些標示，就算是不識字的阿公阿嬤，甚至是不懂中文、卻為年長者的主要照顧者的外籍看護，都能利用藥袋圖片和標記，清楚了解用藥相關資訊。

12 吃藥前要「停、看、聽」？

蕭大娘因為高血壓，醫師開立給她冠達悅歐樂持續性藥效錠(nifedipin)。吃了幾天之後，蕭大娘某一天早晨如廁後發現，她的糞便裡竟然有冠達悅歐樂持續性藥效錠，她心裡想：怎麼會沒有消化就大出來了呢？於是，她打算先咬碎藥錠，以為這樣或許能幫助藥物的吸收，不然吃進去沒消化，那麼藥物就沒有效果了。但是，藥錠實在是太硬了咬不碎。她非常苦惱，於是到藥局詢問藥師。

經過藥師的解釋，蕭大娘才知道冠達悅歐樂持續性藥效錠是將藥物包在不被消化的殼中，到體內後再慢慢釋出，當此一過程完成後，空殼會排出，所以不宜咬碎。這時候，蕭大娘也才注意到藥袋上的注意事項清楚標示：此藥物請整顆吞服，不可撥半、磨粉。

諸如此類的案例，層出不窮。病患常急忙把藥塞進肚子裡，往往忽略了藥袋上的指示，所以用藥前落實「停、看、聽」步驟是有必要的。

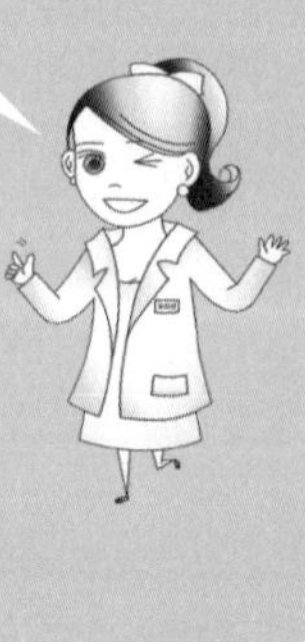

藥師小叮嚀

使用任何藥品前，記得向藥師提「五問」：

1 問藥名
2 問藥效
3 問用法
4 問用多久
5 問注意事項

「藥」看清楚，「藥」問明白，才能安心用「藥」。

所謂的「停、看、聽」，就是病人要吃藥前，先別急著把藥往肚子裡吞，「停」下來，「看」一「看」藥袋上的指示，此藥物是用來治療什麼疾病，再看清楚是內服還是外用，並不是所有膠囊藥物都是內服的；還要看清楚是什麼時間服用，是飯前、飯後、空腹、還是睡前；再來還要看清楚使用這個藥物需要注意什麼事項，像可不可以咬碎、避免和什麼藥物一起服用、懸浮液劑使用前應先振搖均勻等等。

在藥師發藥給病患之前都會給予衛教，如果有不懂的地方可以問藥師，「聽」一「聽」藥師怎麼說。吃藥時可以回想一下藥師給藥時，您「聽」到了什麼。

13 藥怎麼吃？吃對時間了嗎？

林奶奶拿著兩個禮拜前領的降血脂藥袋來到藥物諮詢處，說：「藥師，我領的是一個月的藥為什麼吃兩個禮拜藥就吃完了，是不是你們少給藥品了？」藥師請老太太說明一下服藥的方式，老太太說不是每天一顆嗎？藥師看了藥袋上的說明，才發現老太太的藥是兩天一顆即可。這樣服藥時間錯誤的情況，經常發生在老年人身上，尤其是那些罹患慢性疾病而需要長期服藥的老年人，更需要特別留意。因慢性疾病而長期服藥的病患，長期固定的服藥習慣會令他們疏忽觀察藥袋上用藥的正確指示。例如：當醫生依據病人的病情而做劑量修改，患者常會因為「慣性」而忽略確認藥袋上服藥指示的更動而誤服藥品，進而影響病情的控制。很多老人家有「久病成良醫」的現象，自己作醫師，未依藥袋上的醫囑指示，自行增減藥量，這樣也是屬於錯誤服藥的行為。

藥品的服用時間怎麼記呢？

以下提供正確服用藥品時間的小技巧：

❶ 盡量陪伴長者複診及領藥，以了解長者的病況及服用的藥物。詳讀藥物

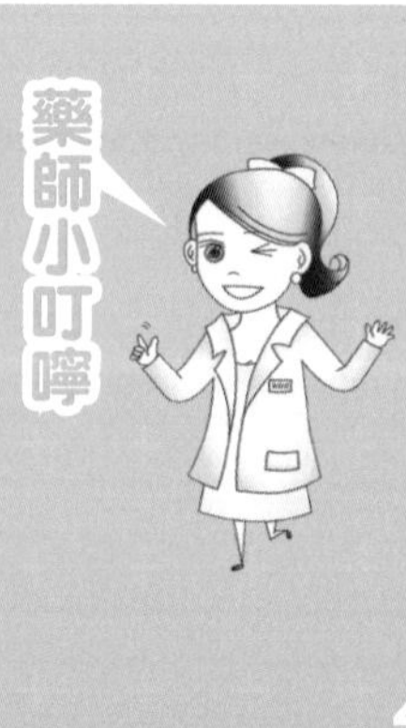

老年人常常因為忘記服藥時間，而中斷療程或服用過量藥品。如果忘記服藥時，盡可能趕快服用，但假如已經接近下一次服藥時間時，就不要再補上已經錯過的劑量了。千萬不要一次服用兩倍的劑量，反而可能造成藥物中毒的危險。除上

藥袋的用藥指示，遇及不明瞭的地方可請求醫師或藥師說明。如是帶長者看診，有必要將藥袋上用藥指示再一次向長者說明。

❷ 對視力不清或不識字的長者，家屬或藥師可於藥袋上加註標記，以方便服藥的病人清楚用藥方式。例如：一天服用三次，每次一粒，可於該藥品藥袋上畫上三個圈並於圈內寫上1，此三個圈表示每天三次，每個圈的1即表示每次一粒之意。

❸ 善用藥袋上服藥圖示說明。目前有不少醫院的藥袋有著服藥圖示說明，方便民眾清楚服藥的方式。以大林慈濟醫院為例，門診處方藥袋上即有口服、外用、（藥品服用）數量與（服藥）時間等圖示說明，讓年長或不識字的患者了解用藥方式，方便記憶。

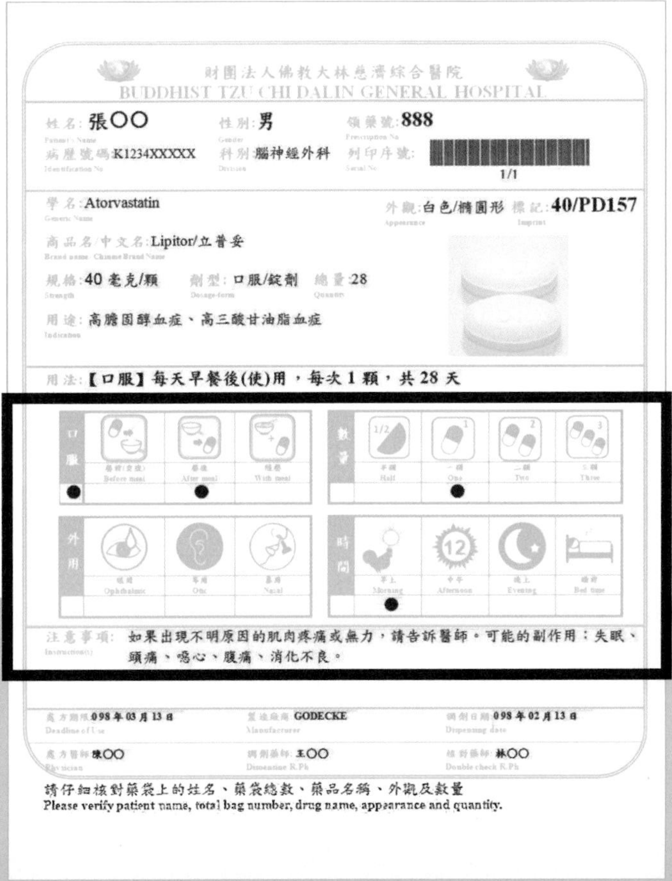
財團法人佛教大林慈濟綜合醫院
BUDDHIST TZU CHI DALIN GENERAL HOSPITAL
姓名：張〇〇　性別：男　領藥號：888
病歷號碼：K1234XXXXX　科別：腦神經外科　列印序號：1/1
學名：Atorvastatin　外觀：白色/橢圓形　標記：40/PD157
商品名/中文名：Lipitor/立普妥
規格：40毫克/顆　劑型：口服/錠劑　總量：28
用途：高膽固醇血症、高三酸甘油脂血症
用法：【口服】每天早餐後(使)用，每次1顆，共28天
口服：飯前 Before meal／飯後 After meal／隨餐 With meal
數量：半顆 Half／一顆 One／二顆 Two／三顆 Three
外用：眼睛 Ophthalmic／耳用 Otic／鼻用 Nasal
時間：早上 Morning／中午 Afternoon／晚上 Evening／睡前 Bed time
注意事項：如果出現不明原因的肌肉疼痛或無力，請告訴醫師。可能的副作用：失眠、頭痛、噁心、腹痛、消化不良。
處方期限：098年03月13日　製造廠商：GODECKE　調劑日期：098年02月13日
處方醫師：陳〇〇　調劑藥師：王〇〇　核對藥師：林〇〇
請仔細核對藥袋上的姓名、藥袋總數、藥品名稱、外觀及數量
Please verify patient name, total bag number, drug name, appearance and quantity.

述幾個小技巧外，也可以運用藥盒等小工具，提醒老人家正確服藥，才能使藥效發揮到最大效益。

14 藥怎麼吃？吃對方法了嗎？

吞嚥困難的老年患者及裝上胃腸灌食器的病人無法吞服整顆的固態口服藥品，因此醫師常會囑咐病人家屬或調配藥師將藥品磨碎以便服用。然而某些藥品是不宜磨碎使用的，所以必須了解藥品的劑型及藥品於腸道中的安定性和有效性，以便掌握哪些固態的口服劑型藥品是不宜研磨的。

不宜研磨的藥品包括下列幾類：

❶ 腸溶錠

腸溶錠的設計是使錠劑整粒通過胃部而到達腸內才開始分解吸收，其目的是防止藥物被胃酸破壞，這類藥物如：治療胃潰瘍藥品樂酸克(omeprazole)及緩瀉劑樂可舒(bisacodyl)。

❷ 舌下錠或口頰錠

舌下錠或口頰錠是特別設計於舌下或齒齦及口頰釋放藥物的劑型，因為這

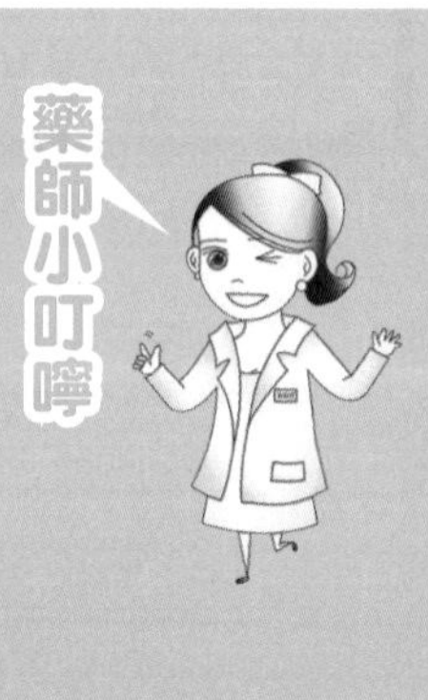

不可研磨的口服劑型藥品，可以考慮以藥物成分相同的可磨粉錠劑、膠囊、栓劑、水劑或懸液劑來取代。藥劑取代藥，即藥物製劑中含相同的治療藥物成分，但可能鹽基、脂類或複合物不同，可互為藥劑取代藥。若找不到藥劑取代藥則可推薦

些部位和血管很接近可以達到快速吸收的效果，吞服此類藥品可能無效或藥效較差，咬碎或研磨則可能導致無法吸收而無效。

❸ 延長釋放劑型的藥品

延長釋放劑型的藥品的設計是在延長時段內釋放藥品，延長釋放劑型的錠劑或膠囊的內容物被磨碎後，藥效將無法持續到原先預定的給藥時間；延長釋放劑型的劑量原先的設計是為了延長藥物作用時間，一旦磨碎後就會一下子釋放出全部劑量，可能使病人產生不良反應。延長釋放劑型的藥品標準術語常見在商品名後有下列縮寫字母：如CR(controlled release)、LA(long acting)、SR(sustained release)、SA(sustained action)、TR(time release)、TD(time delay)或XL(extended release)等，均不宜研碎。部分內含持續釋放小顆粒的膠囊可以打開吞服，但不能咀嚼。

此外如果藥品本身對腸胃道刺激性大、味道苦澀、氣味不良、含染色性或充填液態藥物的膠囊都應避免研磨。

治療取代藥。治療取代藥即藥物中有效成分不同，但其臨床上的適應症相同，與原來的藥物應屬於同一藥理分類，且給予同一病患時，應產生類似的效果。

15 藥局不賣藥？

林奶奶的好友介紹一種止痛藥物，也許可以改善她長年腰痠背痛的問題。於是，林奶奶拿著好友給她的藥罐，到社區藥局要購買相同的藥品，卻被藥師拒絕，藥師請她到醫院就診。林奶奶無法理解，為何藥師有機會賺錢卻不要？

因為藥品也有分限制級、輔導級和普遍級，不是所有藥品都可以由藥師直接販售、指示使用。而林奶奶想購買的藥品是處方藥，屬於「限制級」，藥師當然不能賣給她。

衛生主管機關為了民眾的用藥安全，依照藥品的安全性歸納為三級：成藥、指示藥與處方藥。

❶ 普遍級

即《藥事法》所稱「成藥」。這類藥品的藥效緩和，安全性比較高，不需要經由醫藥專業人員的指示，只要有藥商執照的商店，就能購買得到。辨

藥師小叮嚀

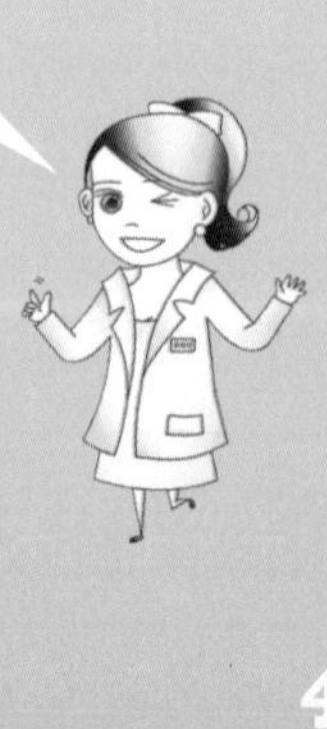

在了解藥品分級制度後，若發現身體有狀況，自我判斷是可處理的小問題時，建議可以自行使用「成藥」，或到社區藥局由藥師為您調劑「指示藥」。一旦覺得狀況變嚴重，或不了解身體出現的狀況時，建議應至醫療院所就醫。

認方法就是包裝上有「成藥」等字樣，並有成藥許可證字號，如：內衛成字第xxxxxx號。

❷ 輔導級

相較於成藥，這是安全性次高的藥品，稱為「指示藥」。須經由醫師或藥事人員指導，方可購得使用。一般常見的指示藥，大致屬於綜合感冒劑、維生素、胃腸藥及皮膚外用藥等，例如：普拿疼、感冒糖漿、保力達B、善存、沙威隆等。合格的「指示藥」都有衛生署核發的許可證：衛署藥製字第xxxxxx號或衛署藥輸字第xxxxxx號，並且在外盒包裝上須有「醫師藥師藥劑生指示藥品」的標示。

❸ 限制級

這類藥品須由醫師診斷開立處方後，再經藥局藥事人員確認無誤，調配之後才能取得，稱為「處方藥」。包裝上有「本藥須由醫師處方使用」等字樣。藥品外盒上也都有衛生署許可的證號：衛署藥製字第xxxxxx號或衛署藥輸字第xxxxxx號。處方藥包括的範圍較廣，例如：一般的降血壓、控制血糖、降血脂的藥品都是。

16 正確藥物資訊哪裡找？

現在網路資訊發達，凡事google一下，不到一秒就有上萬筆資料湧出，如果家中長輩拿一個藥品或健康食品，請您幫忙查查看這個產品合法嗎？有什麼療效和副作用？和現在使用中的藥品有沒有交互作用？以google搜尋引擎為例：輸入「消炎藥」，搜尋時間〇・〇八秒，資料總數約有八百八十八萬項結果；輸入「維骨力」，資料總數約有十二萬九千項結果。

這些藥品資料都是您需要的嗎？這些藥物資訊都是正確嗎？如何過濾出正確的訊息呢？

一般的民眾要判斷這廣大醫藥訊息的正確性是相當困難的，這時選擇能夠提供正確解答的搜尋工具就相當重要了。行政院衛生署食品藥物管理局架設「食品藥物消費者服務網」(http://drug.fda.gov.tw)將所有藥品與食品相關訊息完全整合連結，民眾可查詢自己手邊的藥品是否為合法藥品、藥品外觀辨識及藥物作用等資訊。若是於醫院領藥，其實大多數的藥品資訊，如：藥品外觀敘述、藥品作用及相關注意事項都已列在藥袋上，所以拿到藥袋時請好好留意一

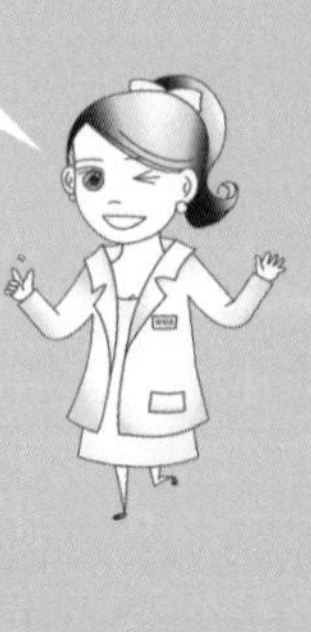

藥師小叮嚀

對於不會使用網路的長輩，或覺得上網查詢太麻煩，可以直接於鄰近的社區藥局或醫療院所與您的「藥師好朋友」討論用藥的方式，由專業人員提供建議。另外，衛生署為推廣正確用藥觀念，與全臺十五家醫院合作成立北、中、南、東及離

下上面的資訊，用藥會更安心。若想知道更完整的資訊可再運用食品藥物消費者服務網，以藥品的學名查詢更進一步的資訊。

100年正確用藥教育資源中心清單

區域	縣市	正確用藥教育資源中心名單
北區	臺北市	臺北馬偕紀念醫院
	臺北市	臺北市立萬芳醫院
	新北市	亞東醫院
	新北市	行政院衛生署雙和醫院
	桃園縣	壢新醫院
	新竹市	馬偕紀念醫院新竹分院
中區	臺中市	中國醫藥大學附設醫院
	彰化市	財團法人彰化基督教醫院
南區	嘉義市	嘉義基督教醫院
	嘉義縣	佛教慈濟綜合醫院大林分院
	臺南縣	財團法人奇美醫院柳營分院
	高雄市	財團法人長庚紀念醫院高雄分院
東區	宜蘭縣	財團法人天主教靈醫會羅東聖母醫院
	花蓮縣	財團法人花蓮佛教慈濟綜合醫院
離島	澎湖縣	三軍總醫院澎湖分院

聯繫方式可參考各資源中心網（http://doh.whatis.com.tw/02_datacenter_list.as）

島區之「正確用藥教育資源中心」，為民眾使用用藥品解惑，並提供健康諮詢。

17 服藥時搭什麼最速配？

七十七歲的張老先生平常服藥都不喝水，常常拿藥一口吞，某日因皮膚感染，醫師開立抗生素服用，張老先生服藥數日後突然覺得吞嚥困難，胸口悶痛，有灼熱感，經醫師診斷後發現是藥品引發的食道潰瘍。

藥品引發的食道潰瘍常見於乾吞藥丸或服藥時僅服用少量開水，使藥品停滯於食道時間延長，讓高濃度藥品溶解於食道內，對食道黏膜造成傷害，最常引起這類食道潰瘍的藥品，五〇%為抗生素，其次為解熱鎮痛劑、補鐵劑、維生素C、心臟病人使用的鉀補充劑、治療骨質疏鬆症的雙磷酸鹽藥物等。服藥時應特別注意，需配服足量開水（至少兩〇〇毫升），避免藥品沾黏於咽喉及食道黏膜造成傷害。

長期臥床、老年人或是本身即有吞嚥困難疾病的患者，也是藥品食道潰瘍的高危險群，建議可以改用溶液劑型的水劑藥品。服藥時，盡量採取立姿或坐姿，睡前服藥建議臥床前十分鐘服用，服藥後不要馬上仰臥，避免藥物滯留

藥師小叮嚀

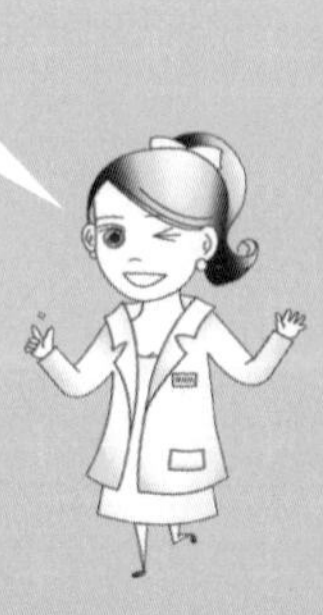

服藥，看似簡單的小動作，當中也包含了不少學問，就像農民曆上記載的食物相剋圖，藥物和您所選擇搭配服藥的飲料也會有相互作用的影響。如：葡萄柚汁會抑制肝臟中代謝藥物系統的酵素CYP3A4，而使得某些經由這個代謝路徑

在食道內。建議用二〇〇至三〇〇毫升的溫開水來配藥吃，使藥物盡快進入胃內，且溫開水可幫助胃部的血液循環，促進藥品的吸收。

正確的配服藥品才能確保藥品療效及避免藥物與食物的交互作用所引發的不良反應，不能為了省事圖方便隨手飲料就拿起來配服藥品。

服藥的最佳良伴還是只有萬中選一——白開水。

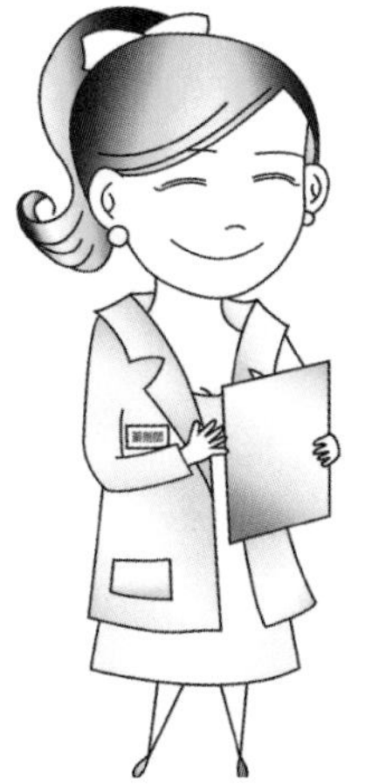

的藥物受到影響，造成藥物的血中濃度增加，或是藥物停留在體內的時間延長，導致嚴重的藥物及食物的交互作用。而且被葡萄柚汁抑制的酵素需要三天後才會重新產生作用，所以就算葡萄柚汁和藥品隔開數小時也是無法避開此交互作用。

18 同時服用不同科別的藥怎麼吃才對？

臺灣醫師看診，近年朝向專科化的結果，民眾也有不同的疾病就看不同科別的觀念，如：糖尿病找新陳代謝科、高血壓找心臟內科、關節痛就會找骨科等。由於老年人容易罹患多種疾病，有時同時看兩科以上的醫師，服用的藥物就會多了好幾種，造成用藥複雜性升高。

一般來講同時服用不同科別的藥可能會有下列幾項問題：

❶ 重複用藥

不同科別的醫生可能會開立類似作用的藥品，例如：胃藥、鎮靜安眠的藥品、軟便劑等。重複用藥讓劑量加重，輕則使病人症狀加重，影響生活品質，嚴重則可能致命，不可輕忽。

❷ 藥物交互作用

同時服用不同的藥物可能會增加或減少彼此的作用和毒性，例如：治療腹

藥師小叮嚀

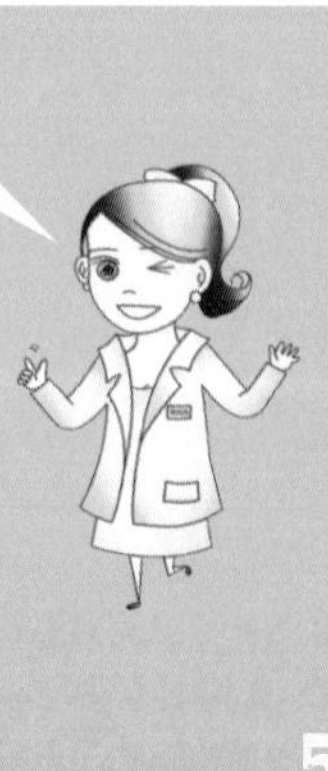

為了因應老年人口的增加，改善老年族群因罹患多重慢性疾病而多重服藥的情況，各大醫療院所成立了「老年醫療整合性門診」、「老人醫學科」、「老人整合性門診」，經由整合各科專業領域的專業人員，從生理、心理、社會及功能各層

瀉的藥品貴舒醇(cholestyramine)可能會與同時服用的其他藥物結合，而干擾其他藥物的吸收；又如：兩種不同種類的抗凝血藥物，如阿斯匹靈(aspirin)和保栓通(clopidogrel)一起服用時，可能會增加胃腸出血的危險。當自己服藥的種類較多時，可諮詢醫師或藥師看是否有藥物交互作用的情況發生，以尋求改善之道。

❸ 藥物本身的副作用

比方說：有很多的藥品都會有嗜睡的副作用，像是某些治療鼻塞的藥或肌肉鬆弛劑；或是某些治療攝護腺肥大的藥品容易造成姿勢性低血壓，老人家服用此類藥品時，要慎防跌倒。

❹ 服藥配合度的問題

同時看不同的科別的結果，會使服藥的複雜性升高，老人家有時一次不願意服用太多的藥物，容易造成服藥配合度變差。此時在不影響治療的情況下，病患或照顧者可要求醫師盡量減少服藥種類和次數，以便增加老人家服藥的配合度。

面完整的評估老年病患，選擇最佳的治療照護方針。這類整合性門診適合六十五歲以上、有多種慢性疾病的老人家，提供藥物治療整合和慢性長期照護的諮詢轉介，也可讓年長者免於在醫院各科門診間團團轉的情況，讓老人家能獲得連貫性的全面照護。

19 中西藥可以一起吃嗎？

中醫醫療是許多老人家的另一項主要醫療選擇型態，特別是慢性病患，可能同時接受中西醫合併治療，以西藥治療緩解症狀，佐中藥治療改善體質，雙管齊下，治療效益更佳，但是並非任何中西藥都能同時服用。

高血壓患者服用降血壓藥期間，不適合服用含麻黃素的中藥。麻黃素會收縮血管而降低降血壓藥的效果。

服用可邁丁(warfarin)及阿斯匹靈(aspirin)者，併用銀杏、大蒜、當歸或丹參等，會延長凝血時間而導致出血現象，預定手術的患者不適合服用。

阿斯匹靈對胃黏膜有刺激作用，和鹿茸、甘草、何首烏等含糖皮質激素的中藥，併用會增加消化道潰瘍的發生。

服用降血糖藥併用含糖皮質激素的中藥，會使血糖升高，影響病情控制。

治療心衰竭的毛地黃類藥物不宜與含鈣離子的珍珠母、龍骨、石膏等併用，會導致心律不整。使用毛地黃類藥物及「胃病散」，會使胃腸蠕動變慢，

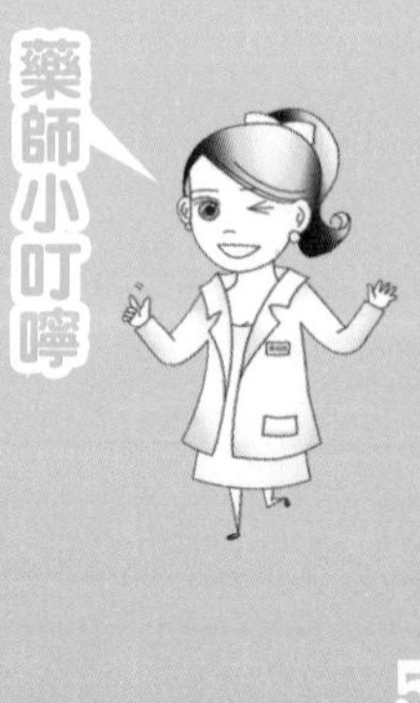

中西藥配合恰當，可提高療效、減少副作用。若配合不當，不但降低療效，還可能出現交互作用及毒性。若必須併用中西藥，請先向醫師或藥師諮詢，謹慎服用。

增加毛地黃的吸收而引起中毒。

甘草與強心類藥物併用，會增加強心藥對心臟的毒性。

含有機酸類的中藥如烏梅、山楂、五味子、蒲公英、山茱萸等，不可與抗生素中的磺胺類藥物合用，有機酸會增加磺胺藥對腎臟的損害，結晶析出引起閉尿或血尿。

金絲桃草與抗憂鬱藥物血清素回收抑制劑百憂解(fluoxetine)併服，易導致血清素症候群（精神錯亂、痙攣、心跳過速、高血壓等）。

人參併用抗憂鬱藥單胺氧化酶抑制劑憂適解(meclobeide)易產生躁動不安的反應。

抗生素中的四環素不宜與含金屬離子的中藥合用，如石膏、龍骨、牡蠣等，會降低抗菌效果。

蔓陀蘿和西藥阿托品(atrpine)併用易超過安全劑量，而造成阿托品中毒。

一般中西藥服藥間隔為二小時，西藥已由胃排空，再服用中藥較佳。但某些抗癲癇藥血中濃度易受其他藥物影響，可考慮間隔更長時間。但抗凝血劑如：可邁丁就算隔二至三小時後才服用當歸、丹參等，仍會增加出血機會。

20 哪些食物不可以和西藥一起吃？

還記得我們去藥局領藥時，藥師們總是會提醒我們哪些藥要飯前吃、哪些藥要飯後吃，以及哪些藥是吃完飯之後隨即要服用的。這些藥品的使用方法，是經過臨床實驗得到的結果，對於藥物的吸收、對疾病的治療是最佳的情況。

但我們常會因疏忽或圖方便而用了錯誤的服藥方法，其中最常見的一項錯誤的用藥觀念，就是選擇了不適當的食物來搭配藥物一起服用。

食物跟西藥會有交互作用嗎？會的，有部分食物不建議與西藥一起服用。

▼葡萄柚汁(grapefruit juice)

葡萄柚汁中含有一種名為呋喃香豆素(furanocoumarin)的類黃酮成分，它會抑制藥品在體內的代謝速率，使得藥物蓄積在人體，進而可能引發藥物的不良反應或是副作用，所以絕大多數的藥物都必須避免與葡萄柚汁併用。要特別小心的藥物像是：降血壓藥物、降血脂藥物、抗組織胺藥物或是免疫抑制劑等。

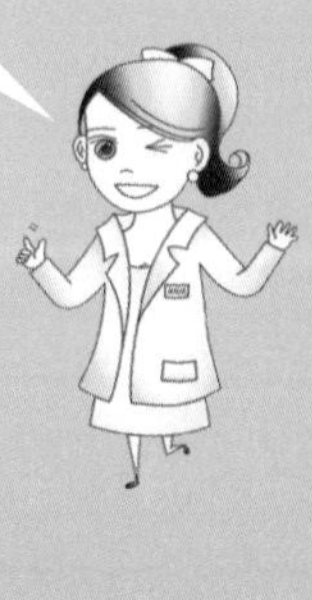

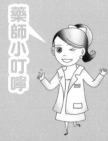

藥師小叮嚀

其實存在於食物與藥物之間的交互作用還有很多，上述只是提出常見的例子提醒大家，臺北醫學大學已提供簡易的食品與藥品交互作用網站查詢系統(http://bisp.tmu.edu.tw/food)給您做參考。

建議在服用藥品前可以和您的藥師好

食物	說明
牛奶及奶製品	牛奶中富含的鈣離子會與四環素類藥物（包括四環黴素〔tetracycline〕、多喜黴素〔doxycycline〕及美諾四環素〔minocycline〕）、奎諾酮類抗生素(quinolones)及鐵劑螯合*形成一個複合物，減少藥品的吸收，使得療效降低。
含維生素K食物	這類的食物包含了綠色與深色的蔬果，如：花椰菜、菠菜、甘藍菜、萵苣等。因維生素K參與了我們人體內的凝血機制，所以對於正在服用抗凝血劑預防腦血管栓塞及靜脈栓塞症的病人，就必須避免大量食用這類的食物，以免拮抗*了抗凝血劑，像是可邁丁(warfarin)的藥理作用。
含鉀的食物	這類食物包含了香蕉、柳橙或是綠色葉菜類。當它們與保鉀利尿劑，像是螺旋內酯固醇(spironolactone)併用時，可能會升高血液中鉀離子的含量，而增加高血鉀的危險性。
含酒精或酒精烹調的食物	酒精與鎮靜安眠藥物併用時，有可能會增加中樞抑制及神經肌肉阻斷的機會；另外酒精與止痛藥物，像是普拿疼(acetaminophen)併用時也會增加肝臟的負擔，增加肝毒性發生的機會。
咖啡和茶	咖啡中含有的咖啡因(caffeine)及茶中含有的茶鹼(theophylline)，會增加呼吸次數與心跳，因此服用治療心臟血管的藥物或是支氣管擴張劑的病人，對於兩種提神飲料都必須特別注意。

朋友討論服藥時與飲食中有無需要注意或避免的事情，讓您的治療達到最大效益。

・螯合：一種化學作用，像螃蟹的螯一樣把離子抓起來，產生沉澱降低藥效。

・拮抗：物質併用時互相抵消作用活性。

21 哪些食物不可以和中藥一起吃？

一般來說，患病服藥期間，凡是屬於生冷、黏膩不易消化的食物，都應避免食用。在服用清熱涼血的中藥時，不宜食用蔥、蒜、胡椒、羊肉、狗肉等熱性的食物；在治療寒症時，應禁食生冷食物。

中醫醫學認為食物也有陰陽五行屬性，在清代章杏雲《調疾飲食辨》一書中提到：「病人飲食，藉以滋養胃氣，宣行藥力，故飲食得宜足為藥餌之助，失宜則反與藥餌為仇。」說明了在服藥期間，吃對了食物對藥效有加乘作用，反之則會降低藥效甚至加重病情。

食物方面：一般禁忌為冰、竹筍、糯米與辣椒。

❶ 忌大寒大涼飲食，如冷飲或者剛從冰箱拿出來的食物。

❷ 竹筍性偏寒，筋骨痠痛的人最好減少攝取竹筍等寒涼食物，以免讓身體循環代謝更弱。

藥師小叮嚀

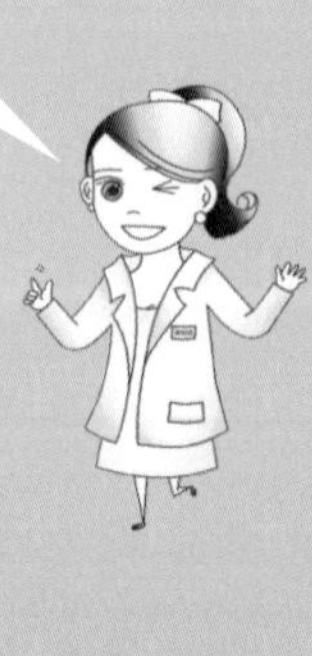

有效的中藥治療除了正確的醫藥處方外，也需要患者充分的配合，確實遵從醫生囑咐及服藥禁忌。中藥雖然是天然物，但活性成分作用複雜，寒熱屬性各有不同，中醫講究「藥食同源」，當食物服用量大就有可能產生藥性，服藥不忌口，不

❸糯米及豆類食物都不易消化，正在服用健脾胃藥的人最好避免。對於胃腸功能已經減退的老年人來說，多吃這類食物，會加重腸胃負荷。

❹忌吃辣椒、燒烤、油煎炸、烘烤以及油膩的食物。這些食物既影響消化功能，又會提高致癌的風險。

❺如果在吃補陽藥或補益藥時，忌食陰寒的食物，如螃蟹、豬頭肉等。還有狗肉、牛肉、牛奶都是發物＊應避免。

❻在服用感冒藥與透疹藥時，宜少食生冷和酸味食物，因為生冷及酸味都具有收斂作用，能影響藥物將體內毒素排除的療效。

❼禁食生冷瓜果。除了龍眼、荔枝和榴連外，大部分水果為寒性，應盡量少吃。特別是不能吃西瓜、柿子、楊桃和橘子。另外芒果在中醫觀點裡屬於「發物」，也就是對過敏體質的人來說，吃芒果容易使病情發作。所以，有過敏體質或正在服用治療皮膚疾病藥物的患者應避免。

❽忌吃海鮮產品。海產大部分都是陰性的，尤其是牡蠣，更是陰寒無比，有人吃了腹瀉，就是因為傷了脾胃。

至於飲料方面：一般禁忌為酒、咖啡與茶。

但無藥效作用，嚴重者還可能產生毒性，不可不慎。

・發物：泛指易引起上火、生痰、過敏，或令舊疾復、新病加重的各種食物。

22 使用藥物時應該有哪些正確的自我監控方法？

最常見老人家依據自己的小症狀，自行判斷用藥或是停藥等錯誤的用藥行為，但是，疾病或是部位的不同，同一種藥品的使用方法，或許都有些微的差異。藥品該怎麼使用和使用之後怎麼去判斷有沒有效果、有沒有副作用的產生，這些都是服用藥物時相當重要的一個課題。

我們可以自己判斷疾病甚至取得藥物嗎？

在現行的臺灣藥物分類中，依據其危險程度，衛生署將其分為醫師處方用藥、醫師藥師藥劑生指示用藥及成藥三個種類（詳見問題15）。其中處方藥顧名思義就是需要醫師的診斷，依據疾病的狀況和個人體質所開立的處方，這類的藥品因危險性較高，所以非但不能自己購買，也不能自己決定需不需要服用。

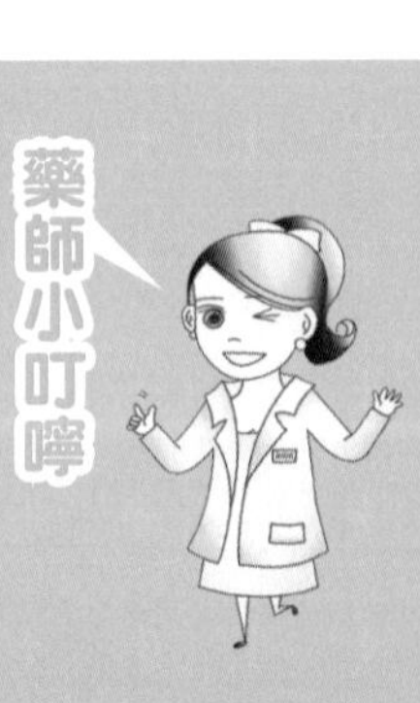

藥品的種類繁多，針對特殊族群所開發的劑型與劑量也五花八門，同樣的藥品不見得適合其他人，因此在服用藥物、照顧健康的同時，我們必須謹記幾個重點：依照藥品正確的保存方式存放藥品、不分送他人自己吃剩的藥品、不隨意

藥品需要服用多久？除了這個之外還需要注意些什麼？

除了少部分的成藥可以由自己決定服用的時間長短之外，一般的指示藥與處方藥都需要依照醫師或藥師的指示按時的服藥，任何中斷服藥的行為都可能造成治療失敗。除此之外，還必須注意到藥品的服用時間、數量，甚至要避免併服有交互作用的食物與藥物。

服藥的期間疑似出現副作用，該馬上停藥嗎？

一般的副作用像是起疹子、咳嗽、腹瀉或是頭痛等，當我們懷疑有上述副作用產生時，需先釐清發生的原因：有沒有可能是非藥物因素引起的？如果是藥物引起的話又是哪種藥物造成的？引發副作用的嚴重程度？當排除其他原因之後，必要時可以先行停藥，然後重新請醫師做診斷並開立新的處方。

另外像是血液或是肝臟、組織器官方面的副作用，則需定期的回診並做抽血檢查，才能供醫師做更進一步的判斷。

增量及減量並且按時服藥，有問題時向藥師或醫師諮詢，這樣才能確保自己服藥時的安全。

23 藥品可以呷好道相報嗎？

張奶奶和李奶奶一起晨間運動時聊到最近感冒大流行，李奶奶說：「我們家那口子也是，整天鼻塞咳嗽。」張奶奶說：「和我之前的症狀一樣耶。我上次吃了醫生開的藥，就不再流鼻水了，我家還剩一些，等等妳拿回去給妳家老頭子吃吧！」沒想到李爺爺服用了張奶奶的藥之後，引發排尿困難而急診送醫。

因為張奶奶不知道李爺爺有攝護腺肥大的慢性疾病，本身排尿不易，又服用張奶奶用於緩解鼻塞症狀感冒藥中含抗組織胺成分的藥品，因此惡化這類患者排尿不易的症狀。張奶奶的一片好心反倒害了李爺爺。

其實，每個人體質不同，特別是老年人還需考量慢性疾病問題及用藥，千萬不可抱持「呷好道相報」的心態，將個人服剩的藥品，送給他人服用。

不僅如此，每一個人生病的時候所呈現的症狀不盡相同，縱然有些症狀類似，也可能是因為不同的疾病所引起，所以醫師用來治療的藥物就會不一樣。

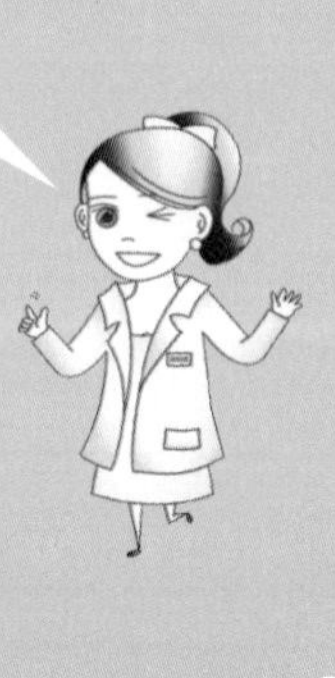

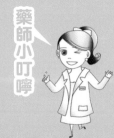

藥師小叮嚀

當身體不舒服時，千萬不可服用他人的藥品，盡可能到醫院或診所求診，並將病情告訴醫師，遵照醫師的指示或藥袋上的說明服用，有任何問題應主動告知醫師或藥師，才能避免因使用不必要的藥品，造成傷害，以確保自身安全。

而且，當生病時，絕大多數的用藥仍需經過醫師的診斷，考量病患個人身體狀況及疾病種類的差異性等，開立適當的治療用藥。

因此，鄰居、親友口傳的特效良藥，不一定是您所需要的藥；而您所使用的藥，也未必能帶給鄰居、親友效用。萬一弄錯病症的種類、程度或病人體質，就有可能產生副作用或不好的影響，甚至危及了健康。

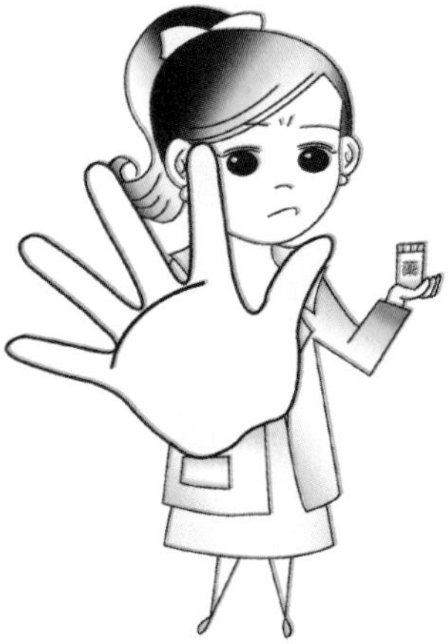

24 症狀減緩或消失後就可以停藥或減低藥量？

七十歲的黃奶奶在去年做健康檢查時發現血糖過高，之後在社區醫院門診就醫，醫師告知她罹患了糖尿病，並開立降血糖藥物做治療，在領藥時藥師叮嚀黃奶奶回家後必須按時服藥。

黃奶奶在服用降血糖藥物治療一段時間後，因不曾再出現不舒服的感覺或相關症狀，於是自行將每天服藥次數與每次服藥劑量減少；幾個月後黃奶奶回診追蹤，抽血檢查後醫師發現黃奶奶的糖化血色素＊(HbA1c)過高，在詳細詢問後才發現黃奶奶自行減低藥量才是導致血糖控制不佳的主因。

糖尿病、高血壓等疾病屬於慢性疾病，需要長期使用藥物控制，病患需定期回診追蹤病情並適時調整藥物治療。不可因為病情控制良好或沒有症狀出現，就自己停藥或減低藥量使用，否則會使疾病控制情形變差，甚至出現反彈性症狀。

另外，有些疾病雖非慢性疾病，卻也有一定的療程，這類疾病像是胃潰

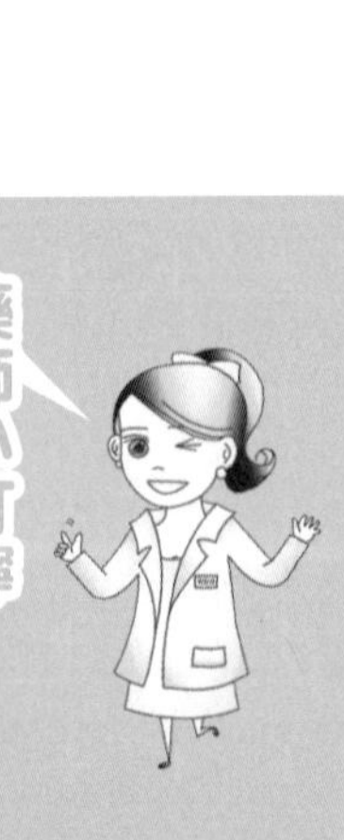

藥師小叮嚀

若症狀已有改善而不確定藥物是否需要繼續使用，建議在就診時與醫師進行討論，或在領藥時詢問藥師，如有任何問題一定要詢問清楚，才能讓藥物治療或疾病控制達到最大效果。

瘍、感染症等，在療程尚未結束之前，千萬不要因為病症已有改善就以為疾病已經痊癒，而自行停藥或減低藥量，否則容易再復發。

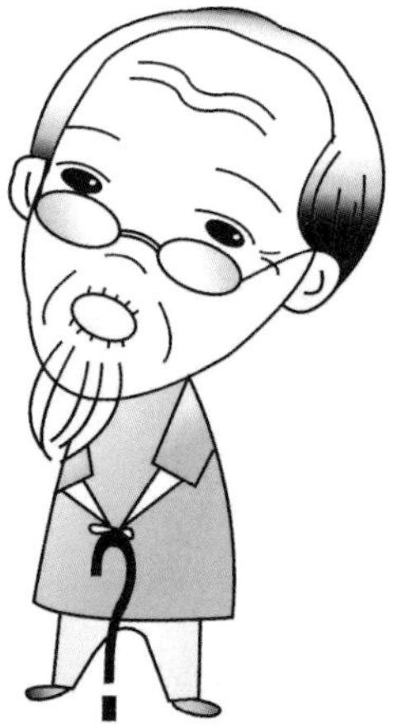

・糖化血色素：能反應最近三個月血糖控制狀況，可依這個指標數值來評估病人血糖長期控制狀況。

25 科學中藥怎麼保存？

很多長輩認為中藥比較溫和不傷身體，因此傾向尋求中醫的診治。但是對於中藥的保存方法，卻不見得正確。

目前中醫醫療院所處方多以科學中藥來調配，在臺灣海島型氣候下，因為溼度較高與悶熱，因此對藥物的保存是一大考驗。西藥的保存禁忌是怕溼、怕熱、怕陽光，那科學中藥的保存是否也與西藥一樣呢？

原則上一樣，但因製作過程與分裝不一樣，所以保存需再考慮下列因素：

❶ 是否為原裝品項？

原裝品項只要依據怕溼、怕熱、怕光原則，再加上了解其保存期限，就可以選擇合宜地方放置。如果已被混合分裝，就無法確認各混合藥品的保存期限，但也不用擔心會吃到過期藥品，因為調劑單位會定期檢核效期，原則上可確保至開立天數期間的有效性。

藥師小叮嚀

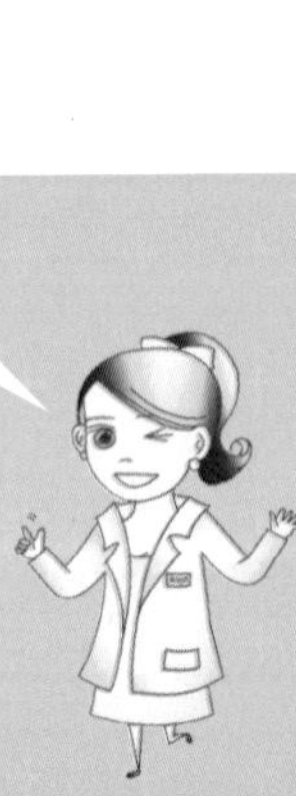

科學中藥只要遵照保存的基本原則：避溼、避熱、避光與效期內服完或在密閉的容器中保存，就可避免在一般環境下變質。另外，民眾也應注意不要把藥品重新再分裝至別的容器中或把藥品放在兒童可取得之處，以免誤食、誤用。

❷ 若已分裝，分裝方式為裝罐或餐包？

裝罐品項使用後請旋緊瓶蓋，並存放於常溫通風處或儲存於冰箱。如是餐包使用後建議放在密閉容器或防水的夾鏈袋子裡保存，但不宜存放過長的時間。

❸ 檢查是否結塊與變質？

一般而言，不管是裝罐或餐包有結塊或變質情形，都是因為受潮或放置過久導致，所以在服用時應盡量在開立有效期限中服完。另外，餐包存放時不要用力擠壓，以免漏氣，增加藥品與空氣中溼氣接觸機會導致結塊。此外，為避免科學中藥受潮結塊是否可放入乾燥劑來避免？基本是可以，但效果有限。因為乾燥劑通常在密封空間中才有作用，但在開放空間效果就會大打折扣或已無作用。

26 西藥怎麼保存？

張奶奶是醫院的常客，跑醫院就像走自家廚房，但沒想到打開張奶奶家廚房的冰箱，正像有一座小型藥庫般，塞滿了琳瑯滿目的藥品，有口服藥錠、糖漿、外用軟膏，甚至眼藥水，張奶奶說：「藥品放在冰箱就不會壞！」

藥品放在冰箱真的就不會壞嗎？藥品一定要放冰箱嗎？

根據衛生署食品藥物管理局的調查僅六成民眾正確保存藥品。藥品保存方式錯誤，有可能加速藥物的變質敗壞，影響藥效。藥品依其性質有不同的保存條件，一般來說，藥品的保存原則為室溫、乾燥、陰涼、避光的儲存環境，如：暗處的抽屜。

常見的錯誤保存地點和方式：

如：浴室櫥櫃（太過潮溼）、電視櫃（有可能過熱）或隨手可拿取的矮櫃

藥師小叮嚀

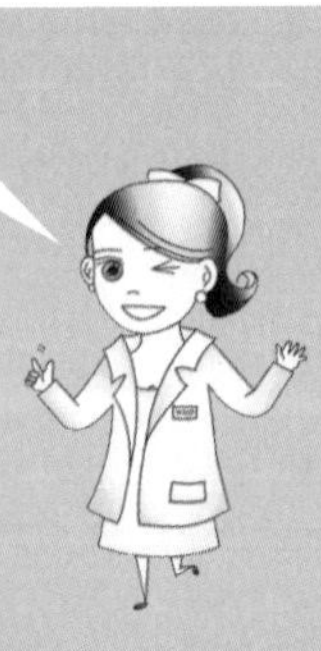

將藥品放置到正確的環境是保存的首要條件，但也要特別注意藥品的有效期限。當您在購買、領取與服用藥品時，請記得留意、查看藥品的有效期限，以免誤食過期的藥品造成副作用或是藥物中毒的情形。當藥品保持在原包裝時，保存期

（孩童易誤食）。為避免藥品互相汙染或混淆，保存時應該將藥品保存在原包裝容器中，不要任意將包裝拆開混裝，而且需和食物分區存放避免互相汙染。

除非藥品說明書或藥袋上有特別註明需要冷藏儲存者，要不然大部分藥品放在室溫下保存即可。比如說有些糖漿放置於冰箱會結晶析出影響藥品濃度，外用藥膏也有可能因溫度太低而影響安定性造成成分中油水分離變質。

如果發現藥品已經變色、潮解、發霉等現象，千萬不可再服用，請依廢棄藥物正確的處理方式（詳見問題27）處理。

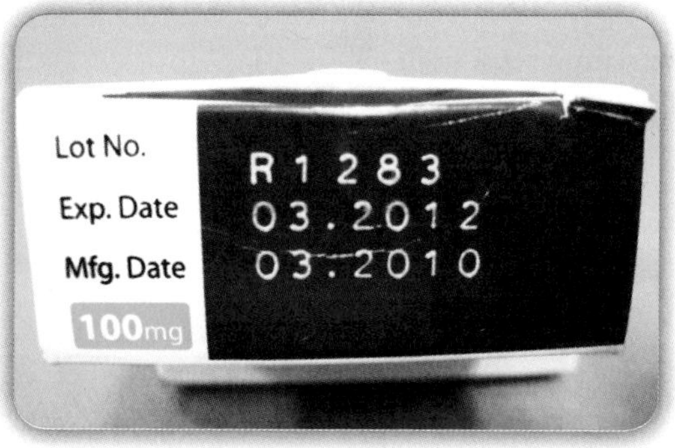

▲ **合法的藥品會在原包裝上標示清楚資訊。**

- **製造日期**(Mfd. Date**或**Mfg. Date)
- **有效期限**(Exp. Date)
- **批號**(Batch No.**或**Lot No.)

限與藥品出廠時的有效期限相同，但是當原包裝被打開或分包後保存期限會縮短，此時就不適合以原包裝的有效期限當作保存期限。除此之外，當藥品外觀已明顯變色、發霉或是出現異味，就表示藥品已經變質，即使還沒超過有效期限，也不可再使用。

27 吃剩的藥怎麼辦？

未使用完的藥品，您會如何處理？直接丟垃圾桶？丟入馬桶沖掉？留下來下次使用？轉送同樣病症的親友？

以上都是「錯誤」的廢棄藥品處理方式！

依據衛生署調查，普遍發現民眾都有儲存剩餘藥品的習慣。時間一久，會有想要丟棄又覺得浪費可惜，但又不敢使用的矛盾情形，這種情形在銀髮族間最為常見。

由於民眾缺乏藥品儲放及管理的觀念，導致家裡隨處可見過期變質的藥品，不但可能危害自己及家人的健康，若是隨意丟棄，也會嚴重影響環境安全，造成藥物汙染。有鑑於此，政府相關單位於民國九十五年起，協助中華民國藥師公會全國聯合會實施「家庭用藥總檢查」這項計畫，在各個定點設置用藥檢查站，持續不斷宣導藥品回收的重要性，也呼籲民眾收集家中過期變質及長期未使用的藥品，帶來檢查站回收，以落實正確的用藥觀念及改善過去藥品

藥師小叮嚀

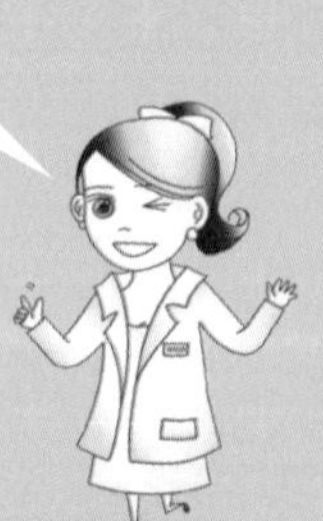

隨意丟棄的藥物除了對自然環境、生態造成無法預估的影響，對醫療資源也是種浪費。

民眾要避免藥品過期，一定要確實服完藥物，且盡量不要有重複就醫的情況，這樣不但可以節省醫療資源，也不會有藥物過剩的問題。

隨處亂丟的習慣。

目前除了社區藥局推行藥品資源回收外，全國醫院更設立居家藥物檢收站，設置在各醫院藥物諮詢室，民眾平常除了向藥師詢問用藥問題，也可將家中過期、變質、偏方或長期未使用的藥品交給藥師處理，藥師會將回收的藥品收集在毒物廢棄袋，再交由醫療廢棄物處理公司焚燬。

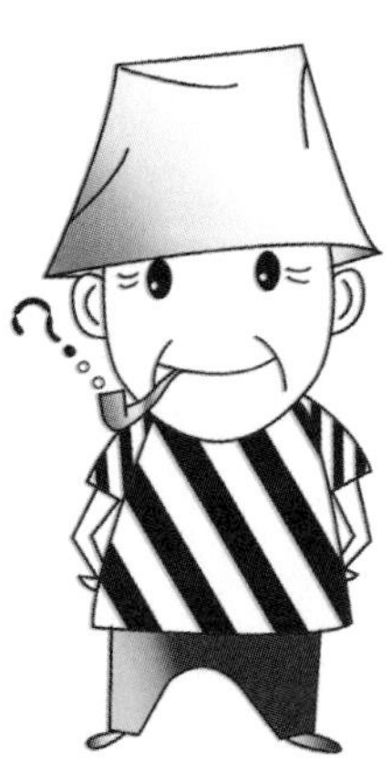

28 這些副作用有「藥」緊沒？

老年族群通常罹患多種慢性疾病，常在不同醫院，向不同醫師拿藥，甚至有些還自行購買電臺販售的不明藥品或不明草藥使用，這樣多種藥品同時複合使用造成藥物交互作用影響而產生副作用機率就會增加。

根據研究統計，併用五種以上藥品副作用發生機率為五〇%，併用八種以上藥品發生副作用機率甚至高達一〇〇%。而且肝腎功能會隨著年齡而退化，老人用藥劑量在醫師處方開立時就需要降低劑量。老人家記憶衰退有時會多次重複服藥，平均有三〇%老人家因這樣使用過多品項藥品或過量使用產生副作用而受害，有五%甚至需要住院治療。

常見的藥物副作用現象有：

幻聽幻覺、情緒憂鬱、姿勢性低血壓、頭暈、昏睡、便祕、排尿不順或尿失禁等，如果老人家在服藥後才出現以上症狀，建議諮詢醫師或藥師協助評估

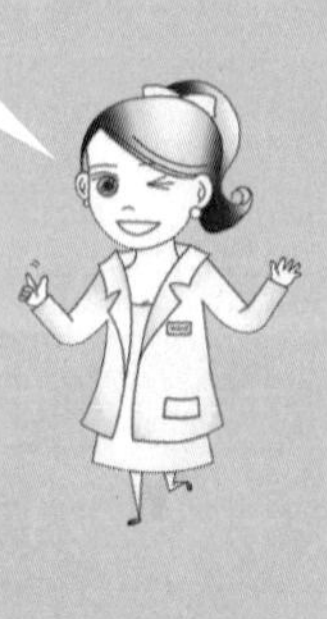

藥師小叮嚀

服用藥品後若產生新症狀，請務必和醫師或藥師討論，不一定為藥物引發的副作用，有可能為疾病的進展症狀。服用藥物進行治療時，應以正確態度克服對藥物副作用的恐懼；接受醫師和藥師的用藥指導，除了可以獲得最大療效，也可以知道

是否為藥物所引發的副作用。

在服用藥物後，發生未服藥前所沒有的不舒服症狀時，如果是有立即的危險，如氣喘、全身皮膚黏膜潰爛，應立即就醫；若是較不嚴重的反應則可以先電話諮詢藥師，作適當處置或再次回診時與醫師討論藥物治療方式。

另外，民眾最好養成良好的就醫行為，固定在某家診所或醫院看病，並且在住家附近的社區藥局有服用藥物的紀錄。如此有紀錄可查，較能掌握治病先機，避免延誤。

衛生署成立藥物不良反應通報系統，任何民眾、藥師、醫師發現了藥物造成嚴重或危急生命的副作用案例，可向當地衛生機關通報，透過管道由專家評估確認後，再通告大眾，提醒用藥安全。希望以正確的態度使用藥物，收到最大的治療效果並減低藥害於最小。

如何正確處理副作用的發生。

29 藥物過敏怎麼辦？

李奶奶因為感冒發高燒到醫院就醫，經醫師注射一劑退燒藥，然後便帶數種感冒治療藥回家休養，回家不久後李奶奶身上竟然出現片狀、紅腫而且奇癢的疹塊，家人趕緊將李奶奶送醫急診。經過醫師的檢查，原來李奶奶是因為對退燒藥藥物過敏。

免疫系統是身體的防禦網，當遇到外來不同於本身的物質，基於保護身體的功能，免疫系統會有一連串複雜的生化反應，目的是要排除這些外來物質，然而在這個過程中，身體有可能出現某些異於平常的症狀，像是皮膚紅疹、搔癢、腫脹、流鼻水、呼吸困難等，這就是所謂的過敏症狀。如果過敏症狀發生的時間點是在服用藥物之後，就可能是藥物過敏。

藥物過敏不一定都是發生在第一次服用藥物之後，有時是發生在藥物投予過一次之後，間隔一段時間，再接觸到同樣的藥物，才會產生過敏症狀。一般來說，任何藥物都有引起過敏的可能性，比較容易引起過敏的藥物像是抗生

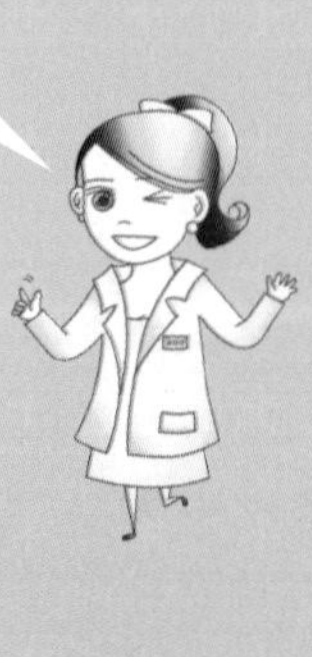

藥師小叮嚀

身體不舒服看醫師時，您一定會向醫師說明不舒服的症狀，那您有向醫師說是否對藥物過敏嗎？還是您曾有過藥物過敏的經驗，那您有記下過敏藥物的名稱嗎？善用藥物紀錄卡（詳見問題6），便可讓醫療人員知道您目前正在服藥的藥品或

素、放射線顯影劑、麻醉劑、阿斯匹靈(aspirin)、非固醇類消炎止痛劑等。引起藥物過敏的原因可能與年紀、性別、疾病、基因等個體的差異有關，服用藥物之後發生藥物過敏的機率、嚴重度也會隨著個體不同而有所不同。

當發生藥物過敏時，該怎麼辦呢?首要的處置是要先停止繼續服用可能引發過敏的藥物，然後請您攜帶著疑似引發過敏的藥物，立即回診就醫，醫師會針對您的過敏症狀給予症狀治療的藥物，包括類固醇及抗組織胺藥物等。

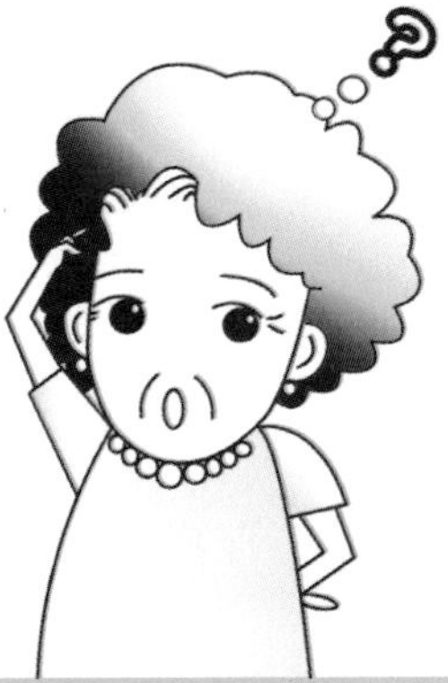

是曾過敏的藥品，進而避免給予可能引發過敏的藥品，以確保您的用藥安全！

30 用藥觀念正確嗎？

到醫院就診求醫最主要的目的就是治癒疾病、緩解病痛，但看完醫生，領了一堆藥品回家後，您知道如何正確用藥嗎？

用藥多費心，健康才安心！

❶ 看病時應向醫生說清楚

看病時要跟醫生清楚的說出自己不舒服的部位，還有對於藥品有無過敏的情況；如果有家族病史、慢性病史或是過去曾經罹患的疾病或是開刀的部位，也要記得跟醫生說明白；目前自己正在服用何種中藥、保健食品等等，更是要特別的說清楚，以免醫師開立藥性重複的藥品，造成服藥過量。若是要開車或是有睡眠方面的問題，也必須跟醫生說。

❷ 領到藥品時需要核對清楚

領到藥品的時候必須要仔細的核對藥袋上面的姓名、用法、藥名、用量是

藥師小叮嚀

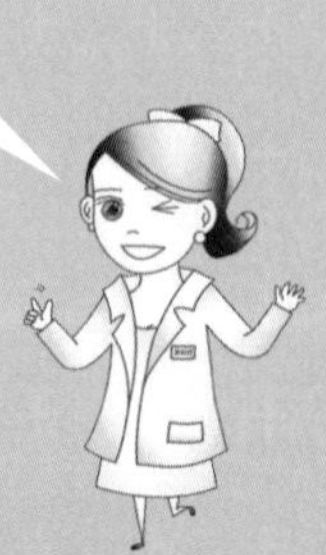

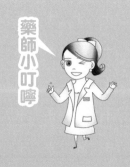

正確的使用藥品才能有效的治療疾病，有任何的問題一定要詢問專業的醫師或藥師，才不會花錢看病買藥又傷身。

不是正確，如果有任何的疑問一定要詢問藥師，才能更清楚了解自己所服用的藥品。

❸ 清楚用藥的方法、時間

用藥的時間會影響到治療效果。一般來說，藥袋上會印製藥品的服藥時間——是飯前、飯中、飯後或是睡前使用，以及每次劑量多寡等。建議大家一定要在規定的時間服用正確劑量的藥品，才能夠到達良好的治療效果。

❹ 做身體的主人

地下電臺或是路邊的藥品廣告，很容易讓老人家掉入陷阱中。切記沒有醫師處方的情況去購買藥品，很容易吃到不適當的藥品而造成身體不可挽回的傷害。

❺ 與醫師藥師做朋友

當您有任何不舒服或是藥品使用的問題，都可以請教您的醫師、藥師朋友。在醫院的藥袋後方都有藥物諮詢專線，也可以撥打電話詢問藥品相關的資訊。

CH02
服藥時非看不可的
20個問題

請翻至P38 ▶

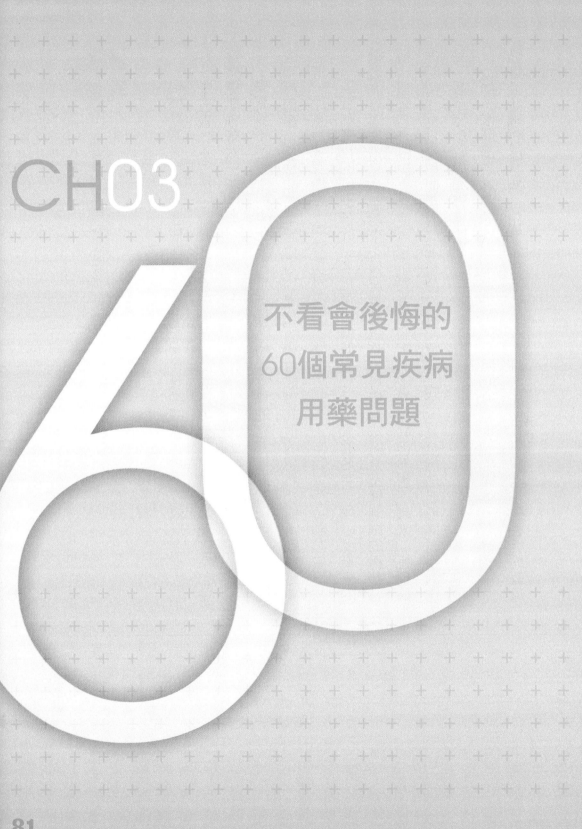

CH03

不看會後悔的
60個常見疾病
用藥問題

31 是記憶退化還是失智？

根據臺灣失智症協會抽樣全臺六十家安養照護機構、六十五歲以上老人家共一千五百二十五位，統計共六百三十一位診斷為失智症，當中護理之家和養護機構都各有六一％以上的高盛行率，全臺初估計失智總人數超過十七萬人。

失智並不是正常的老化，而是一種疾病，常見的有阿茲海默氏症及血管性失智症兩類。失智症除了記憶力的退化，還會影響其他的認知功能，如：抽象思考、注意力、判斷力，同時也有可能出現性格改變、出現幻覺、妄想行為。

失智和老化的區別在於：老化可能會偶而忘了別人的名字、找不到車子的鑰匙，但事後還是會想起來；做記憶測試時，可能無法完全記憶測試的物品名稱。但是若是罹患失智症，忘記對方的名字，經過提醒仍然想不起來；找到鑰匙時卻完全不記得使用方式或來源；做記憶測試時，完全無法記憶測試中的物品，甚至忘記做過測驗這件事。

很多家屬都誤以為老人家是上了年紀記憶能力退步、老糊塗、老番癲，而忽略了就醫的重要性。在步入高齡社會的同時增加您我對於老年失智症的認識

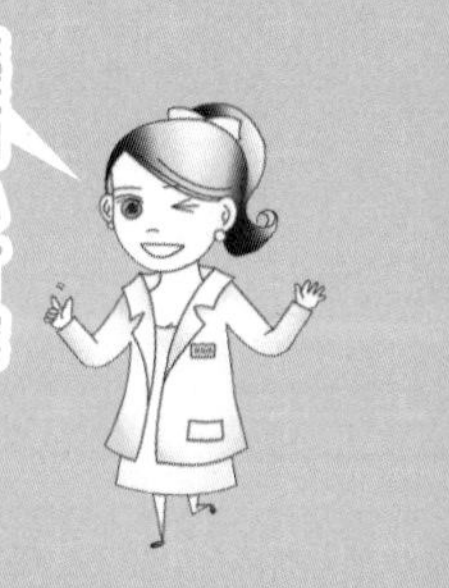

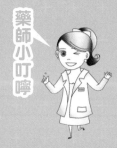

藥師小叮嚀

失智症的症狀是漸進變化的，初期若非特別留意很容易誤認為一般老化，大家可以利用「AD-8極早期失智症篩檢量表」，檢視自己或親友是否罹患失智症。臺灣失智協會也有線上檢視服務(http://www.tada2002.org.tw/tada_other_online.aspx)。

和警訊是必要的，早期發現早期治療可延緩疾病的惡化，千萬不要誤以為只是老化的必然現象，而錯失適當治療的時機。

AD-8極早期失智症篩檢量表

說明：
若您以前無下列問題，但在過去幾年中有以下改變，請勾選「是，有改變」；若無，請勾「不是，沒有改變」；若不確定，請勾「不知道」。

選項	是，有改變	不是，沒有改變	不知道
1.判斷力上的困難，如：落入圈套或騙局、財務上不好的決定。			
2.對活動和嗜好的興趣降低。			
3.重複相同的問題、故事和陳述。			
4.在學習如何使用工具、設備和小器具上有困難，如電視、音響、冷氣機、熱水爐（器）、微波爐、遙控器。			
5.忘記正確的月份和年份。			
6.處理複雜的財務有困難，例如個人或家庭的收支平衡、所得稅、繳費單。			
7.記住約會的時間有困難。			
8.有持續性的思考和記憶方面的問題。			
AD-8總得分	請填入回答「是，有改變」的總題數		
當AD-8總得分大於或等於二分，這時就需要透過更詳細的檢查，由專業醫師進行診斷。			

（資料來源／臺灣失智症協會）

32 失智症如何治療？

目前尚沒有能治癒失智症的藥物，因為無法恢復已經受損的大腦細胞。失智症主要的治療目的在於緩解疾病症狀及減緩病程的惡化，搶救明日的記憶，讓患者和照護者能有較好的生活品質。

在治療上分做藥物治療與非藥物治療：

❶ 藥物治療（經評估合乎健保給付條件者，可申請健保給付）

(1)阿茲海默氏症：半數以上失智症類型屬阿茲海默氏症。阿茲海默氏症病人腦中跟記憶相關的乙醯膽鹼分泌不足，因此藥物的治療就著重於增加腦內乙醯膽鹼的濃度，此類藥品主要為乙醯膽鹼抑制劑及NMDA受體拮抗劑，如愛憶欣(donepezil)、憶思能(ivastigmine)、利憶靈(galantamine)。其他症狀治療，如患者有幻覺或攻擊性行為就會輔以抗精神病藥物治療；若是有憂鬱、躁鬱或睡眠障礙現象再輔以抗憂鬱劑治療。

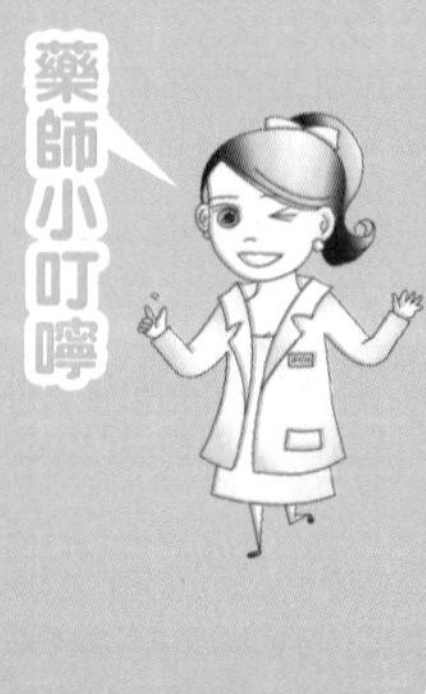

目前還沒有任何有效的藥物治療能治癒失智症，照顧失智病人是一段艱辛的長期奮戰，除了患者本人飽受病魔的煎熬外，照護者和家屬也承受相當大的社會壓力，可說是病患背後的「隱形病人」。我們能做的是：預防勝於治療，努力的「趨

(2)血管性失智症：此類型的失智症和腦中風的發生有相當大的相關性，腦中風的發生次數是加重惡化的決定性因素，因此只要控制血管惡化的危險因子，如：高血壓、糖尿病、高血脂、心臟病等，就可以防止血管性失智症進一步惡化。

❷ 非藥物治療

可以透過團體的治療，增加患者對過去事物的熟悉度，多增加患者與人際間的語言表達，鼓勵及支持以增加患者的自信心。也可藉由簡單的樂器演奏或歌唱來提供患者正向刺激，減緩疾病惡化。

吉」（保護大腦因子），如：多動腦、多運動、多參與社交活動、多攝取蔬菜堅果；「避凶」（減少危險因子），如：遠離高血壓、高膽固醇、高血糖、避免體重過重、抽菸、頭部外傷和憂鬱等。

33 老年人一定要打流感疫苗嗎？

流行性感冒是由流感病毒引起的急性呼吸道感染疾病，屬於一種高傳染力的疾病，從感染至症狀出現約一至三天，症狀有發燒、全身痠痛、頭痛、發冷畏寒及倦怠感。傳染途徑主要藉由咳嗽、打噴嚏等飛沫將病毒傳播給周圍的人，也可經由接觸到汙染病毒的物品表面，再觸摸自己的口、鼻而傳染。

流感病毒可分為A、B、C三型，這三型流感病毒中，A型和B型流感病毒會使人產生較明顯的症狀，也容易引起大規模的流行，甚至會造成死亡病例。C型流感病毒所引起的症狀最為輕微，也最為少見。

世界衛生組織對北半球每年發表建議更新的流感病毒株，流感疫苗即依照此建議組成，包含三種非活性病毒，即二種A型、一種B型。流感疫苗是非活性疫苗，可以和其他疫苗同時接種於不同部位或間隔任何時間接種。

老年人的抵抗力差，感染後常會引發肺炎等併發症，甚至造成死亡。近年來多項研究顯示，施打流感疫苗能降低門診人數及肺炎造成的住院次數。老年

藥師小叮嚀

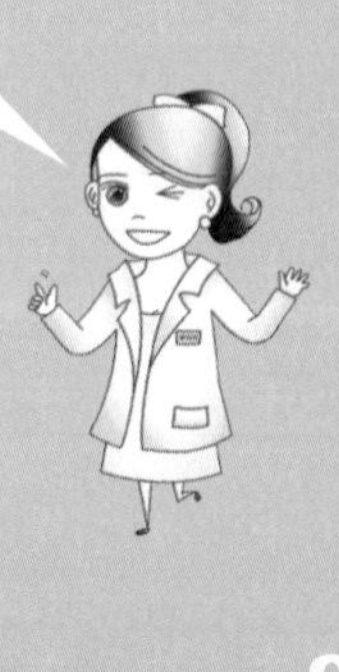

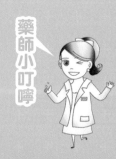

所謂預防勝於治療，施打疫苗可增加免疫力是保護自己的方法。接種後應注意有無持續發燒（超過四十八小時）、呼吸困難、心跳加速等異常狀況。如有不適，應儘速就醫，告知醫師相關症狀、症狀發生時間、疫苗接種時間，作為診斷參考。

人施打流感疫苗，可減少五〇—六〇%因流感而造成的嚴重併發症，並可減少八〇%的死亡率。因此，政府每年提供公費流感疫苗，將老年人列為優先接種對象，以降低老年人的感染機率。流感盛行季節在每年的十一月至隔年三月，每年十月是施打流感疫苗的最佳時間，約接種二週後，即可產生抗體預防感染。因此建議老年人應該於流感盛行前，施打流感疫苗。

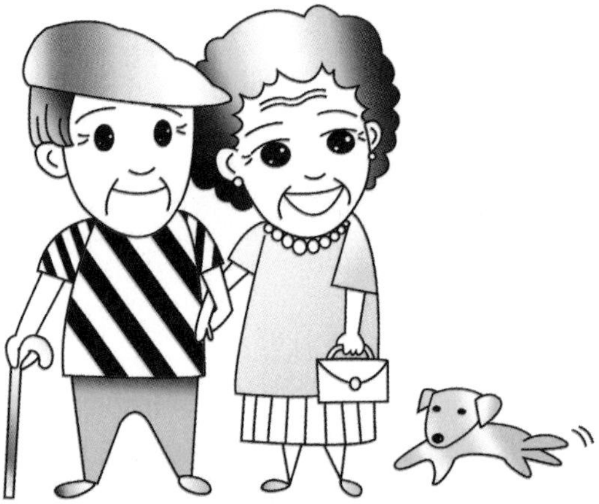

由於流感病毒容易改變，所以每年流行的病毒株不盡相同，原施打疫苗所產生的抗體對於不同抗原型的病毒並不具免疫力，保護效果會減低，即使病毒沒有發生改變，產生的抗體也會在六個月後會衰減一半，所以必須每年接種一次流感疫苗。

34 感冒藥知多少？

七十六歲的張伯伯有攝護腺肥大的慢性疾病，長期於醫院看診拿慢性處方箋治療，因為最近天氣溫差變化大，有鼻塞、咳嗽的感冒症狀，自行到藥局購買感冒藥，服藥後造成急性閉尿，當天完全無法解尿，腹部脹大如懷孕般，緊急送急診導尿治療。這是因為感冒藥中常含有抗組織胺成分藥品，用於緩解鼻塞症狀，攝護腺腫大患者本身排尿不易，而抗組織胺藥品會惡化這類患者排尿不易的症狀。

感冒可不可以自己買藥吃？

因為一般人的醫學觀念不是很正確，可能會因為亂吃藥而延誤治療時機，因此生病最好還是請教醫師，拿藥就該請專業藥師調配。

有時感冒會合併細菌性感染，如支氣管炎或肺炎，如果有高燒四〇℃以上、呼吸會喘、畏寒顫抖、出現濃痰或鼻涕、咳嗽持續十天以上，就應該就診

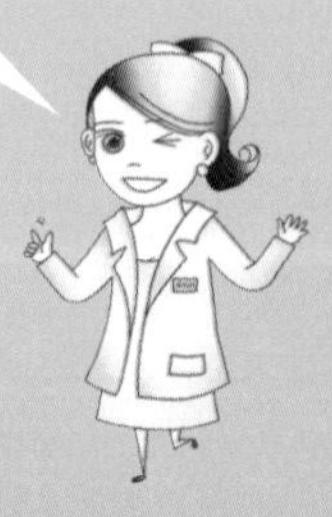

藥師小叮嚀

其實，感冒一般不需要特別服用藥物就可以自行痊癒，目前對於感冒的治療都只屬於症狀治療，應配合充足的休息與適當的活動。

請醫師評估是否有其他併發症。感冒的時候除了需要配合充足的休息與適當的活動之外，對於醫師所開立的藥品也要多加了解其中是否含有抗生素、抗過敏與治療咳嗽的成分，如果有特殊過敏史、慢性疾病者，應主動告知醫師。

民眾對自身所使用的藥品要有所了解，依照個人身體反應小心的使用，才能保障自身的用藥安全。

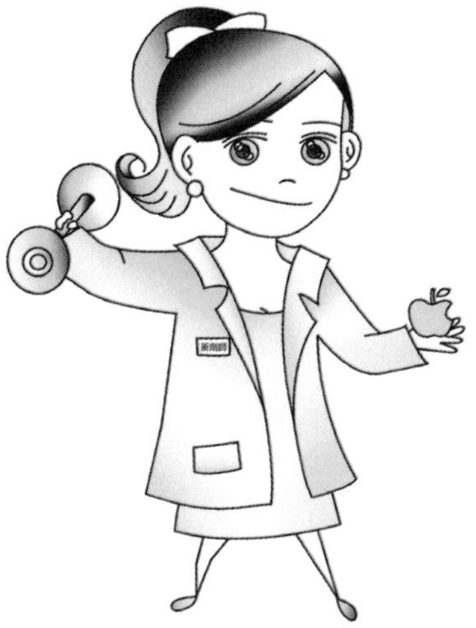

35 帕金森氏症有什麼症狀？

李小姐長年於外地工作，一個月僅有兩日會回鄉下探望父親，近年來發現父親手指出現不自主顫抖的情形，一開始以為可能因低血糖所致，所以只囑咐父親要多吃些有營養的東西，才不會沒有元氣。但是最近幾次回家，開始發現父親反應變慢，走路常走到一半便無法繼續前進，甚至於好幾次都因站立不穩險些跌倒，於是陪伴父親至醫院就診，在神經科醫師診斷下，證實了李伯伯罹患了帕金森氏症。

帕金森氏症是一種老年發生的神經退化性疾病，國內約有七萬人罹患此症，平均發病年齡為六十歲，新案例數隨年齡增加而增加。帕金森氏症主要是由於腦部黑質紋狀體退化，而無法分泌足夠的神經傳導物質多巴胺(dopamin)。多巴胺主要是負責將腦部命令傳至四肢運動的溝通與協調的化學物質，部分也可使肌肉運動平順而不會有震顫的情形。當紋狀體無法提供基底核適當的多巴胺濃度時，病人可能會出現以下症狀：

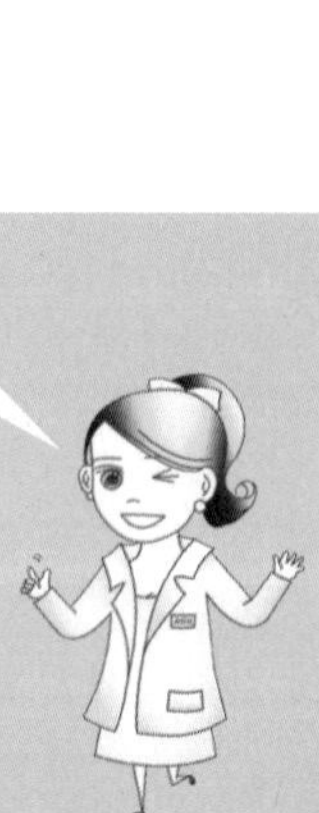

藥師小叮嚀

並非所有病人都會經歷上述所有症狀，所以當有疑似症狀時，應尋求神經專科醫師進行評估，才可依醫師的指示服用適當的藥品。

❶ 僵直

便是所謂的肌肉僵硬或肌張力過高。常導致病人面無表情（面具臉），姿勢與四肢僵硬。

❷ 動作遲緩

患者的動作起始與結束困難，進行中的動作會突然停住而無法繼續，也無法快速執行動作並且對刺激的反應變慢，使得無法順利執行日常的工作與生活，而隨著疾病的進展，動作遲緩的情形會更加嚴重。

❸ 震顫

患者休息時頭部、下巴、手與手指會出現不自主的顫抖，但活動時，這種顫抖便會消失，然而病情嚴重時甚至連活動時也會有震顫情形發生。

❹ 姿態不穩

由於病人協調與平衡的功能受到損害，無法保持身體的適當姿勢，而提高病人跌倒的風險。

36 帕金森氏症該如何治療？

帕金森氏症的治療策略主要以內科用藥為主，由於病因主要是因體內多巴胺生產不足，故臨床上會補充多巴胺前驅物進行治療，以改善震顫與僵直的症狀，然為了減少前驅物在進入腦部前便被身體其他組織破壞，故常會搭配幾種酵素抑制劑一同使用，常用的複方如：心寧美(carbidopa + levodopa)、美道普(benserazide + levodopa)與始立膜(carbidopa + entacapone + levodopa)等藥品。此外，還會用如麥司克(amantadine)與樂伯克(pramipexole)來減少症狀或減緩疾病的進展。若已經出現憂鬱的症狀，則會配合抗憂鬱劑使用。

目前帕金森氏症雖無法治癒，但是透過適當的藥物治療，病況便得以控制，而壽命也不會有顯著縮短的情形，然而如果病患在藥品使用下仍持續惡化或者無法耐受藥品副作用時，便可能要藉由如深層腦部刺激、丘腦切開術以及蒼白球(glabus pallidus)燒灼術等外科手術進行治療。由於手術部位牽涉腦部，有相當程度的風險，一般不會取代內科治療。

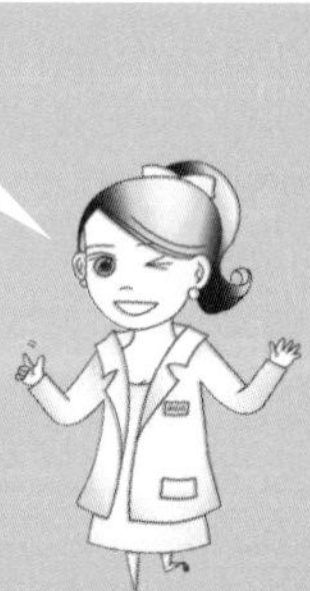

藥師小叮嚀

上述藥品的副作用會依每個人的體質與感受性、發生的頻率與耐受性而有顯著的差別，故當發生時不需驚慌，應盡快諮詢醫師與藥師，切勿自行停藥或調整藥品，以免治療失敗或導致更大的副作用發生。但是，並非所有病人都會經歷上述所常用的幾種藥物，常見副作用如下：

❶ 美道普持續性藥效膠囊(benserazide + levodopa)

建議於飯前三十分鐘或飯後一小時服用有較佳的療效，且服用時一定不可以將膠囊打開或咬碎，而破壞了藥品持續釋放的特性。一開始服用時，可能會出現噁心、嘔吐、腹瀉或厭食等腸胃方面的副作用，當這些副作用產生時，建議可將藥品與食物一起服用，以緩解腸胃不適的症狀。

❷ 樂伯克錠(pramipexole)

服用此藥品若有腸胃不適的情形，可與食物併服以減少噁心的產生。另外有些病人服用後也可能會出現暈眩、嗜眠與姿勢性低血壓的副作用，因此操作機械或駕駛時應特別小心。

❸ 麥司克膜衣錠(amantadine)

服用此藥可能會有視力模糊與直立性低血壓的副作用，故駕駛或操作機械也應小心，也有人服用後發生噁心、便祕與尿液滯留等副作用。

❹ 諾康停膜衣錠(entacapone)

此藥需與多巴胺前驅物製劑併用，可能會引起暈眩，因此駕駛或操作機械應特別小心。此外也會使尿液變成紅棕色，此為正常現象，不用擔心。

有症狀，故當有疑似症狀時，應尋求神經專科醫師進行評估，才可依醫師的指示服用適當的藥品。

37 憂鬱症該怎麼辦？

您是否有注意到職場意氣風發的父親退休後，變得話越來越少，不喜歡和家人互動，時常獨自碎碎念，感覺自己越來越沒用不如早日歸西。平日精明幹練的母親，對子女的依賴越來越重，整天奪命連環call，擔心自己得了絕症，身體到處不舒服，頭痛、睡不著、心悸，老是說著不想拖累子女自我了斷算了。這時身為子女的我們是否警覺到父母可能病了？

一般人可能認為成年人因為工作壓力的關係得到憂鬱症的機率高，老年人退休後可以開始享清福有什麼好操心的？其實，憂鬱症是腦部的疾病，與腦內神經傳導物質分泌不足相關。人體的腦神經透過許多神經傳導物質執行日常的生活調控，像動作、情緒與記憶等等，而這些神經傳導物質包含多巴胺、血清素(serotonin)與正腎上腺素(norepinephrine)等；目前的研究推測，造成憂鬱症的原因可能是神經傳導物質間的不平衡。

老年人身體機能退化，神經傳導物質分泌不足，其他如：行動不便、失

藥師小叮嚀

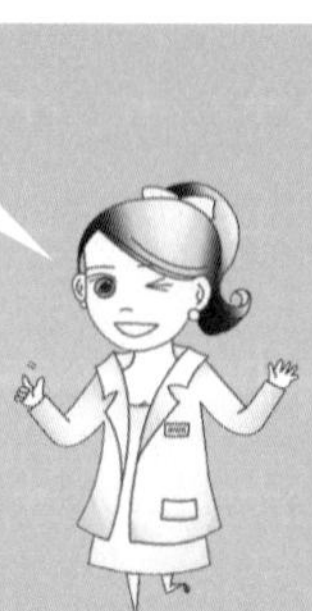

憂鬱症是一種可以治療的疾病，若能夠積極配合治療，可以達到很好的療效。一般來說，服用抗憂鬱劑藥物約需三到四週才會逐漸出現療效，並須定期回診讓醫師評估藥物的效果。

持續服藥有助於預防憂鬱症復發，即

能、服用藥物影響或親人的相繼離世，都是老年憂鬱症的加重因子。在臺灣，六十五歲以上人口的重鬱症約有八・四%，若包含輕鬱症則有一五—二〇%。

世界衛生組織已將憂鬱症、癌症及AIDS列為二十一世紀疾病及衛教預防重點工作。

憂鬱症治療可分為心理及藥物治療，心理治療是以會談方式進行治療；藥物治療則類似高血壓、糖尿病等慢性疾病治療方式，以藥物進行症狀改善及緩解，主要是藉由藥物作用改善腦部神經傳導物質的不平衡。

抗憂鬱藥品包括三環抗憂鬱劑(tricyclic antidepressants；TCAs)、選擇性血清轉化酶抑制劑(selective serotonin reuptake inhibitors；SSRIs)及單胺氧化酶抑制劑(monoamine oxidase inhibitors；MAOIs)，主要作用在大腦中樞神經，具有改善情緒的功能，使心情開朗及減輕焦慮。

常用抗憂鬱藥物的副作用有口乾、視覺模糊、嗜睡、盜汗、頭痛、噁心、嘔吐、腸胃不適、便祕、失眠、性功能障礙、體重變化等，以上的症狀不一定會出現，在服藥一段時間後會慢慢改善，若症狀發生且持續一段時間或影響日常生活，回診時須告知醫師。若有心跳過快、痙攣、異常的肌肉僵硬、發燒、呼吸急促、精神混亂等症狀，請立即回診。

使自己覺得症狀緩解時，也不可自行停止就醫及服藥。服藥期間千萬不可自行調整藥品劑量或停藥，出現疑似藥物副作用或用藥相關疑慮，請和醫師或藥師討論。

38 焦慮症有什麼症狀？

焦慮是一種極普遍的情緒感受，是每個人由小到大都會有的經驗。俗話說「狗急跳牆」，人在緊張的狀態下常可工作得更久，或在緊急時產生跑得更快、力氣更大的狀況。世上恐怕找不到一個完全不會焦慮的人，但需要分辨是病態或是正常的焦慮。

精神疾病手冊中對焦慮症的定義為：❶**生理症狀**：呼吸困難、出汗、心悸、發抖、肚子不舒服、肌肉緊張等；❷**情緒症狀**：緊張、不安、恐懼、擔心、煩躁、易怒、痛苦感等；❸**認知思考症狀**：過度擔心、難集中注意力、腦中一片空白、害怕失去控制、失去現實感等；❹**動作能力症狀**：易於激動或坐立難安；❺**行為反應**：急躁、過度敏感、逃避行為。而上述症狀會明顯影響到人際、社會或職業功能。

焦慮症往往會影響患者腦部生化的平衡，藥物正可以改善這些失調的部分。對病態焦慮的治療原則是，藥物治療主要在生理層面上的症狀，並藉著調

藥師小叮嚀

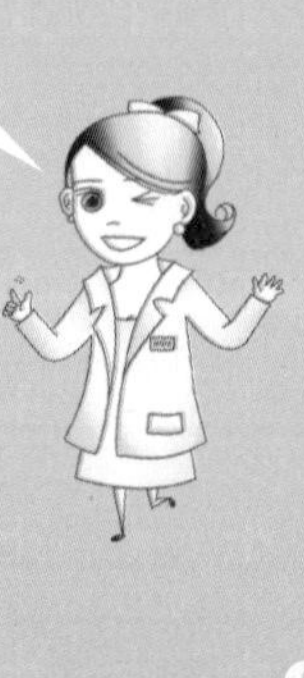

焦慮症有許多不同的型態，而就醫時，醫師會根據患者症狀的不同，再細分為畏懼症、恐慌症、強迫症、廣泛性焦慮症等，依症狀的不同予以治療，用藥不同，治療時間的長短也不一樣。即使覺得自己的症狀緩解時，亦不可自行停止就醫

整病人的認知，讓病患了解這些症狀的意義，再藉心理輔導，就性格偏差等方面的統合來減輕焦慮反應的症狀，解除畏懼逃避行為，改善功能表現。

目前廣為使用治療焦慮症的藥物包括：苯二酚(benzodiazepine)、三環抗憂鬱劑(tricyclic antidepressants)、特異性血清素再吸收抑制劑(selective serotonin reuptake inhibitors)、單胺氧化酶抑制劑(monoamine oxidase inhibitors)、乙型腎上腺素阻斷劑(beta adrenergic blocker)、怡必隆錠(buspirone)等。

在焦慮症治療上，苯二酚可以說是使用最廣泛、效果不錯、副作用也少的一類藥物。苯二酚可產生抗焦慮效果、安眠效果、肌肉放鬆效果與抗癲癇效果，常見的副作用有嗜睡、暫時性的失憶等，患者可能在長期使用後，會有藥物用量得增加、停用時症狀會加重的副作用。三環抗憂鬱劑原是用於治療憂鬱症，後來發現對於慢性焦慮的治療也很有效，因此運用於各種焦慮症的治療。

三環抗憂鬱劑及單胺氧化酶抑制劑常見的副作用包括：口乾舌燥、排尿困難、便祕、青光眼惡化、姿勢性低血壓。服用單胺氧化酶抑制劑期間，避免食用含有酪胺＊(tyramine)的食物或藥物，可能會出現極強烈的副作用，嚴重時甚至會致命。部分患者服用怡必隆錠，可能會出現口乾舌燥、噁心、食慾減退等副作用。

及服藥。服藥期間千萬不可自行調整藥品劑量或停藥，出現疑似藥物副作用或用藥相關疑慮，請和醫師或藥師討論。

＊富含酪胺的食物：煙燻肉類（如：香腸、臘肉）、醱酵食物（如：乳酪、優格、啤酒）、醃漬食物（如：泡菜、醬油）、雞肝、香蕉、酪梨。

39 老年失眠怎麼辦？

「醫生！醫生！我阿嬤白天一整天都在打瞌睡，晚上卻又說睡不著，半夜走來走去，這是正常的嗎？」

老年失眠是老年門診中常見的問題，失眠不僅會造成睡眠品質不好，也會影響日常生活，造成容易倦怠、易怒、注意力不集中，長期下來身體無法獲得充分休息，生理機能加速退化，同時也是加重憂鬱症的危險因子。因此如何改善睡眠是老年族群相當重要的課題。

根據臨床研究，約有四五%的老年人有各種不同的睡眠障礙。失眠的主要現象有三：一是上床後很難入睡；二是時睡時醒無法進入沉睡階段，自覺不能恢復疲勞；三是入睡困難、容易驚醒、醒後甚難再入睡。老年失眠的原因除了生理的老化外，更多是其他環境或生理原因所引發，如因為疾病引發：夜間頻尿、慢性疼痛、慢性呼吸道阻塞、憂鬱症、焦慮症等；或是因為服用治療慢性疾病的藥品：治療高血壓的利尿劑、抗憂鬱劑、治療氣喘藥物等；或是退休後

藥師小叮嚀

如果老年人常有失眠的情形，可能不單純只是年紀大淺眠現象，也許可找出造成失眠的可能病因，尋求解決之道，改善生活品質。

建議有失眠問題的長輩，可到家庭醫學科、老年醫學科或精神科門診，接受完整的評估與治療，千

生活型態改變，白天在家無所事事。無適當的生活規律調節，也可能引發失眠危機。

在處理失眠時，首先應以非藥物的方法來治療，若無法改善而開始要使用藥物時，建議秉持「需要時才使用」的原則，以減少藥物依賴性或停藥引起的反彈性失眠。若是因為環境、壓力造成的失眠，則可以短期（二至四週）適當的使用藥物。

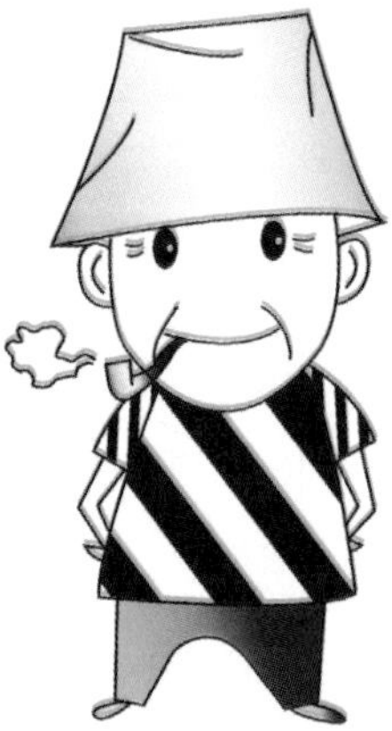

萬不可自行購買安眠藥品。

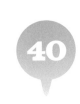

40 安眠藥會不會越吃越重，或不吃反而更睡不著？

您是否有過躺在床上翻來覆去，卻怎麼也無法入睡，腦中不斷想著生活中的事情，讓自己無法安然入眠，此時來一顆安眠藥物，換來一夜好眠，之後卻又害怕成癮，甚至擔心會不會越吃越重？

使用安眠藥可能會帶來的困擾：

❶ 副作用

隔天睡醒後仍可能出現昏沉、想睡、精神恍惚等情形，對工作或生活起居帶來困擾。

❷ 耐藥性

長期使用安眠藥會讓身體逐漸習慣這個藥物的刺激，若要達到原本的效果，須增加藥物使用量，造成藥物「越吃越多」或「越吃越重」的情況。

❸ 成癮性

長期使用安眠藥也會使身體對藥物產生依賴性，出現「沒吃藥就睡不著」的情形，反而可能讓失眠問題更嚴重。

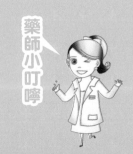

藥師小叮嚀

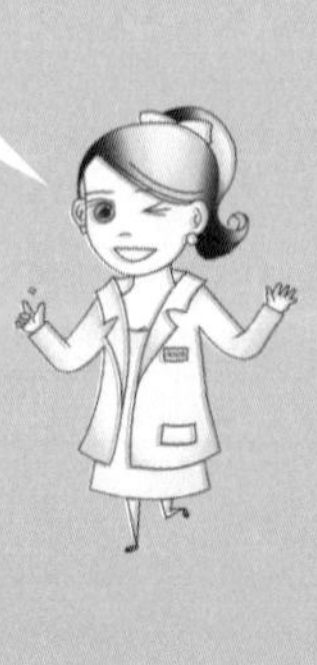

雖然安眠藥有耐藥性和成癮性的缺點，但是對於失眠嚴重的長輩來說，吃安眠藥能換來較好的睡眠，提升生活品質，大可不必因為害怕副作用而拒絕服用。

目前坊間最常使用來治療失眠的藥物是史蒂諾斯(zolpidem)，但該藥物長期服用可能會導致病人的短期記憶力受損，甚至出現夢遊的副作用，使服藥者無法記得服藥後所做過的事情，還可能會影響到白天的記憶。

長期使用安眠藥確實容易產生耐藥性，因此會有藥物越吃越重的情形發生；而藥物所帶來的成癮性，也會讓習慣吃安眠藥的人於突然停藥時，發生難以入眠的情形，而且一旦藥物成癮後就不容易戒除。為失眠所苦的人，雖然服用安眠藥可立即解除失眠的困擾，但若無法根除失眠的原因，長期使用藥物下來還可能打亂睡眠習慣或生理系統而讓失眠的情形更惡化。因此，應先了解失眠的原因，進一步改善，以減少安眠藥的使用。

生活習慣不良也易導致失眠，例如：習慣熬夜、晚上喝茶或咖啡、睡前劇烈運動、習慣於床上看書、看電視等，都會讓自己躺上床時呈現精神良好的狀態，自然不易入睡。因此建議從個人生活作息上進行檢視，是否有影響睡眠的不良習慣。如果可以從個人生活或睡眠習慣上進行調整，將可減少求助安眠藥的機會。此外建議養成固定的睡眠與起床時間，讓生理時鐘處於恆定，才能讓身體健康，精神好，免於失眠之苦。

41 安眠藥不可以和哪些食物一起吃？

年紀漸長，睡眠模式會跟著改變，例如變得比較淺眠，入睡時間會變得比較長，這樣的改變主要受了內分泌的影響，另外也可能是受其他疾病的影響。對健康的人而言，雖然年紀大了，睡眠模式會改變，但仍然可以有品質！如有睡眠障礙時，可以尋求醫師協助。經過醫師診斷及開立處方，就可以用安眠藥改善睡眠品質。

安眠藥有很多種，但是有一個共通點：比較會溶在油脂裡。為什麼呢？因為人的頭腦太重要了，須要層層保護，這些保護層包含了油脂的成分。為了讓安眠藥可以穿透到腦袋裡，不要讓頭腦太亢奮，所以安眠藥擁有比較可溶在油脂裡的特性。

失眠時需要安眠藥幫助睡眠，而睡飽的時候，就必須趕快把藥物排出來，才不會讓頭腦昏昏沉沉，整天沒精神。但是，有喝過雞湯的人都知道，油、水是不相溶的；同樣的，安眠藥比較會溶在油脂裡，表示比較不容易溶在尿裡排

藥師小叮嚀

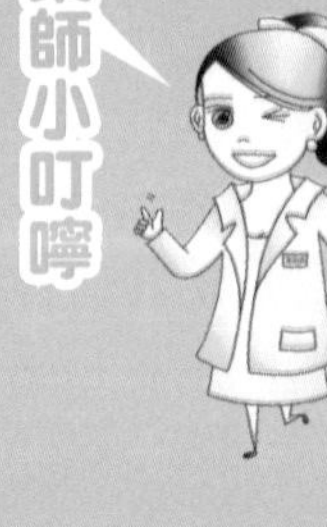

安眠藥在肝臟代謝，由腎臟排出。隨著年紀增長，肝臟代謝功能會逐漸降低，腎臟功能也會衰退，所以年紀大的人若要使用安眠藥，一開始服用的劑量要比年輕人低，然後隨睡眠狀況緩慢增加劑量。服用安眠藥時，不要操作器械或駕駛，即使

出體外，因此需要肝臟的酵素幫忙加工，將藥物加上「可溶在水中」的性質，這種過程稱作「代謝」。

有些食物使酵素增生，讓安眠藥代謝速度變快，安眠藥就會較快排出體外。有這種作用的食物較少，如：可以抗憂鬱的健康食品聖約翰草(St. John's wort)。

相反的，有的食物會讓酵素減少，安眠藥的代謝速度會變慢，使藥物累積在體內，如：葡萄柚、楊桃。另外，長期喝酒也會讓肝臟酵素變少，安眠藥的代謝速度就會變慢。

如果您睡眠品質不佳，建議睡前不要喝茶或咖啡等提振精神的飲料；服用安眠藥時，須注意食物或藥物是否會影響安眠藥的代謝，若有疑問，可詢問醫師或藥師。

是走路也要注意行動安全，慎防跌倒。

42 眼前霧茫茫就是有白內障？

七十八歲的張奶奶有糖尿病的病史，半年前眼睛開始出現白霧狀態，但最近看東西越來越吃力，好像隔著一層障礙物，甚至感到眼睛周邊疼痛、暈眩，到醫院接受詳細檢查後，經醫師診斷為白內障。

是不是眼前白霧狀態，就是患有白內障呢？這要從認識白內障開始。

眼睛的構造像一臺照相機，由外而內分別是：眼白的部分稱為鞏膜，可以維持眼球的形狀；接著是虹膜，功能類似相機的光圈，中心有個圓孔，稱為瞳孔，虹膜控制著瞳孔大小，調節進入眼睛的光線；水晶體為一透明清晰的凸透鏡結構，它的厚薄、形狀因睫狀肌收縮而改變，看遠處時水晶體會變薄，看近物時水晶體則變厚，如同相機的對焦裝置，將光線聚集到眼睛裡的視網膜上，產生清晰的影像，最後傳輸至大腦，使我們可以看見物體。

白內障是指原本透明的水晶體出現混濁的現象，導致光線無法順利穿過水晶體，干擾視網膜接收清晰影像，造成視力模糊。

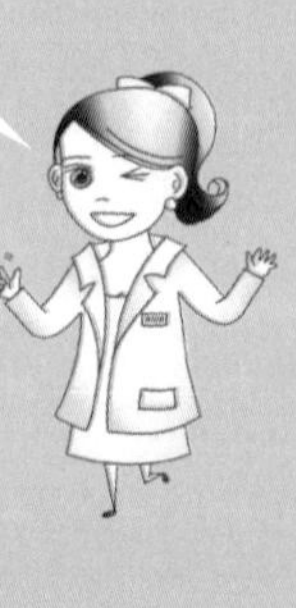

藥師小叮嚀

為預防白內障的發生，應避免抽菸、飲酒過量或眼睛外傷，不要長時間在陽光下遭受紫外線的照射。另外，糖尿病患應嚴格控制血糖，避免高血糖引起滲透壓改變，造成水晶體混濁。在飲食方面，攝取均衡的營養，多吃富含抗氧化物的深色白內障的症狀可能有視力減退、色彩鮮明度改變、容易畏光或眩光等，隨著白內障的症狀加重，會造成日常生活或工作的困擾，甚至有失明的風險。

造成白內障最常見的原因是老年性白內障：隨著年紀增長，水晶體因老化而逐漸混濁，造成銀髮族的視力障礙。

其他還有外傷性白內障、先天性白內障、併發性白內障、藥物性白內障等。

蔬菜、水果等，可以延緩水晶體的老化，預防白內障的生成。

最後要提醒銀髮族們別忘了定期接受眼科檢查，保健眼睛，擁抱彩色人生。

43 治療白內障的藥水怎麼用才正確？

白內障是指水晶體混濁導致視力模糊的眼科疾病，臨床使用含快納史(azapentacene)的眼藥水作為白內障的治療藥物。

快納史藥水的作用是什麼？

快納史作用於水晶體的蛋白質，防止水晶體的氧化變性與混濁，延緩白內障的病程進展，阻止視力退化加深。但當白內障嚴重影響到視力與日常生活，且藥物無法改善症狀時，手術治療是唯一有效的選擇。手術過程是移除混濁的水晶體，以人工水晶體替代，手術時間一般約半小時至一小時，視病情狀況有所調整。為降低術後併發症的產生或降低發生時對病人造成的影響，選擇合格專業的眼科專科醫師非常重要。

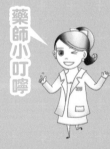

藥師小叮嚀

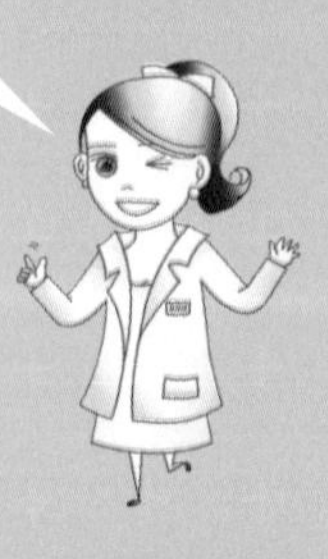

眼睛是靈魂之窗，不正確的用藥方法可能造成二次傷害，正確認識與使用眼藥水，才能讓眼睛盡快恢復健康喔！

該如何正確使用眼藥水才能發揮最佳藥效呢？

❶ 詳細閱讀藥袋上的用藥指示。
❷ 徹底洗淨雙手，戴隱形眼鏡者應先將眼鏡取下。
❸ 頭向後仰或平躺。
❹ 一手將下眼瞼向下輕拉，一手握住藥水瓶並朝下，輕壓瓶身，一次投予一滴。
❺ 輕閉眼睛並輕輕轉動眼珠，讓藥水均勻分布吸收，同時手指壓住鼻梁處（眼角內側），避免藥物流進鼻淚管。
❻ 以乾淨的衛生紙將眼睛周圍多餘的藥水拭去。
❼ 若同時使用兩種以上的眼藥水，滴入時間至少要間隔五分鐘以上；若同時使用兩種以上的眼藥膏，使用時間至少要間隔十分鐘以上；若藥水和藥膏同時使用，先用藥水，間隔十分鐘後用藥膏。
❽ 使用完眼藥水後，記得清洗雙手。
❾ 依照指示將藥物收至適當的地方保存。

44 長期服用類固醇會引起白內障嗎？

七十七歲的王爺爺常常覺得身體這裡痠那裡痛的，熱心的街坊鄰居、好意的親戚朋友介紹了電臺販賣的黑藥丸，服用後效果非常好，痠痛緩解了，四肢都靈活了起來，精神也比以前更好，所以將黑藥丸視為良藥。

但隨著服用的時間增加，當黑藥丸壓不住痠痛症狀時，所使用的劑量也越來越大，欲罷不能。而且王爺爺最近發現自己的臉越來越圓，視力模糊，就好像隔著毛玻璃看東西，看不清楚，到醫院眼科就診，經醫師檢查與診斷是長期使用皮質類固醇所引起的白內障。

王爺爺所服用的來路不明的黑藥丸，大多數摻有大量的類固醇，俗稱美國仙丹。類固醇可以減緩免疫發炎反應，達到速效的止痛作用。但長期服用大量類固醇，將造成腎上腺素無法自動分泌、浮腫、腎衰竭、重度感染等副作用。

除此之外，類固醇會影響眼睛的水晶體細胞纖維的代謝，使微粒沉積在水晶體後方的囊膜，讓水晶體變得混濁，造成白內障，對視力影響極大，嚴重者甚至有失明的風險。

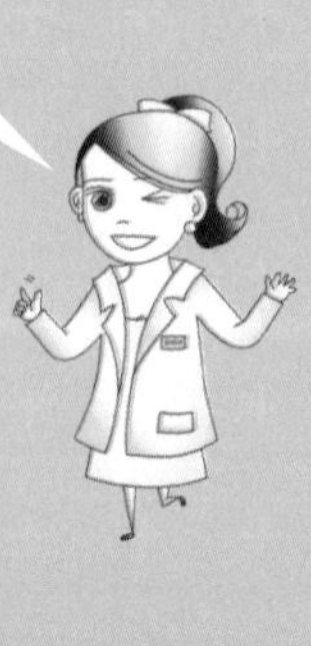

藥師小叮嚀

類固醇要用得適時、適量，避免濫用，才能為病患帶來最大的益處。當病情有需要，在醫生的處方下，可以安心的服用。千萬不要聽信偏方，以免吃了標示不明卻含有類固醇的藥物，使身體受到不可逆的傷害。

千萬不要相信「人家說的」、「電臺說的」、「超級有效」的黑藥丸、偏方、草藥、補藥，更別輕易嘗試服用來歷不明的藥物。

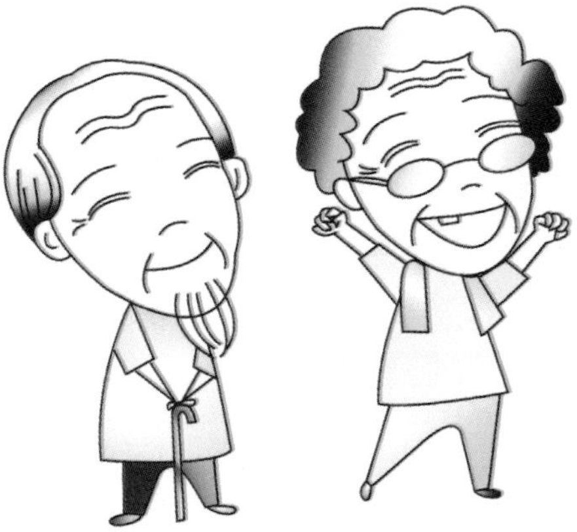

45 什麼是青光眼？

五十歲的林先生最近覺得視力有點模糊，認為是年紀大了，開始有老花眼。有一天早上起來，發現看東西時，四周都非常灰暗，於是急急跑去眼科看診，經醫師診斷才知道是罹患青光眼。

根據世界衛生組織的統計，青光眼是全球第二大導致眼睛失明的原因；也是全球第三大導致視力障礙的原因，影響程度不容小覷。

什麼是青光眼呢？青光眼是因為視神經病變，導致視野變小、視覺靈敏度下降。通常是眼壓過高，壓迫視神經所造成的；但是正常眼壓的人也可能罹患此病，因為只要血流供應不足，導致視神經缺氧，就有可能引起視神經病變。舉凡糖尿病、高血壓、遠視、近視的患者，都有可能造成視神經病變；尤其是隨年紀漸長，慢性病漸多，罹患青光眼的危險性就增加。另外有青光眼家族病史的人，罹患青光眼的機會也比較高。

青光眼分成開角性青光眼(open-angle glaucoma)與狹角性青光眼(close-angle

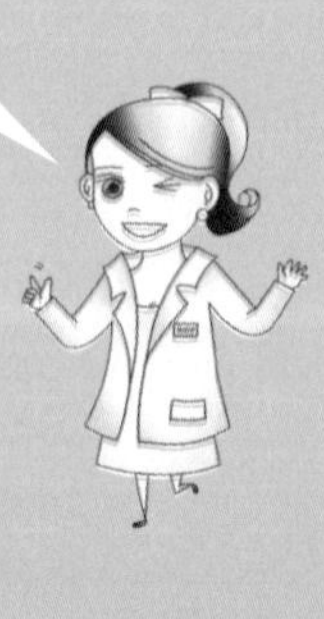

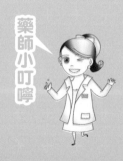

藥師小叮嚀

若有視力模糊的情況，應早點就醫檢查；也建議四十歲以上的人每年做眼睛健康檢查，才可以即早發現，即早治療。

glaucoma)。開角性青光眼的患者眼睛構造正常，多為不明原因導致眼壓升高，或是因為其他疾病造成視神經破壞。病程進展極為緩慢，初期不會有症狀，因此多數人罹患而不自知；到了後期，視力漸漸模糊，周邊視野逐漸喪失，僅剩視野中心看起來較清晰，患者多數在這時才發現問題。

狹角性青光眼與眼睛構造出現異常有關，導致眼壓快速升高，需要緊急治療；在初期可能不會有症狀，或者會有點視力模糊；急性發作時，結膜會水腫充血，角膜混濁，伴隨眼痛、噁心、嘔吐、出汗。

如果感到視力漸漸模糊，建議找眼科醫師檢查，檢查項目約分為三種：視野檢測，用以判斷視神經受傷害的程度；以眼底鏡直接觀察，藉由視神經外觀判斷病變程度；第三種檢查則是用眼壓器測量眼壓。

46 青光眼有藥醫嗎？

廣義來說，青光眼就是視神經病變，導致視野變小、視覺靈敏度下降。致病的因素有許多，除了眼壓升高之外，包含眼睛感染、外傷、糖尿病、高血壓等其他病因。可以藉由治療病因，以降低青光眼惡化速度，例如積極治療眼睛感染、控制糖尿病與高血壓。然而最主要的治療方式就是降低眼壓，包含藥物治療、雷射治療、手術治療。通常以藥物治療為主，除非藥物治療無效，才會以雷射或手術治療作輔助。

但為什麼眼壓會升高呢？眼球內會持續分泌液體，流過特定管道之後再被吸收，如果保持穩定的流動，可以產生穩定的壓力以維持眼球形狀。但是如果分泌的液體過多、或者管道過於狹窄、或者液體被吸收的速度減慢，都會破壞平衡，造成壓力上升。

藥物的作用就是幫助分泌的液體減少、讓狹窄的管道擴張、增加液體吸收的速度。目前主要有四種藥品可以治療青光眼：甲型交感神經受體促進劑、乙

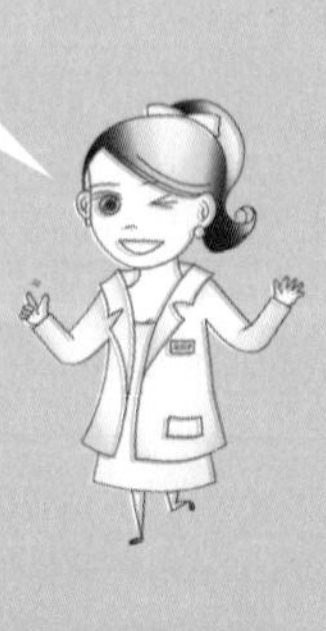

藥師小叮嚀

青光眼的患者必須注意生活習慣，多吃蔬果，解便時切勿過於用力；尋找抒發心情的管道，避免情緒起伏過大；另外請避免倒立，或做激烈運動；更重要的是要按時使用藥品，定期回診，才能更有效的控制病情！

型交感神經受體阻斷劑、前列腺素製劑及碳酸酐酶抑制劑。每種藥品都有自己獨特的作用方式，可以依據患者的情況而調整使用。藥品的劑型以眼藥水為主，通常會搭配兩種以上的藥水使用，因此必須注意每種藥品的使用頻率，如果同時使用兩種眼藥水，必須間隔五分鐘。若控制不佳時可再加上口服降眼壓藥。如果屬於急性的青光眼，則必須以靜脈注射藥品，快速控制眼壓。

正常的眼壓約在八─二一毫米汞柱之間，但眼壓升高不代表一定有青光眼，眼壓正常也不代表沒有青光眼，因此治療青光眼時，並不能完全以眼壓的數值決定治療效果，而是以眼壓降低的比例來計算。因此，若測出的眼壓正常時，請別輕易停藥。

青光眼是慢性疾病，無法治癒，只能抑制疾病惡化或降低惡化速度，因此藥品須按時使用。如果病情好轉也不能擅自停藥，避免持續惡化。

47 青光眼用藥有什麼副作用？

青光眼是慢性疾病，須終身追蹤與治療，因此必須長期使用藥物。青光眼藥物治療分為眼藥水或口服藥品，常見的四類治療青光眼藥品、常見副作用及用藥注意事項如下：

❶ 甲型交感神經受體促進劑

如：艾弗目(brimonidine)眼藥水，使用後可能會感到想睡覺或口乾舌燥的現象。此類藥品有可能降低脈搏及血壓，因此有併用抗高血壓藥品的民眾需注意併用後血壓的變化。

❷ 乙型交感神經受體阻斷劑

如：青眼露(timolol)眼藥水及愛克壓(carteolol)眼藥水，常見可能副作用為：頭痛、疲倦感、眼睛有刺激感、咳嗽等。此類藥品對心臟及呼吸功能會有影響，因此有支氣管氣喘、嚴重慢性呼吸道阻塞疾病及嚴重心衰竭患者都不建議使用。

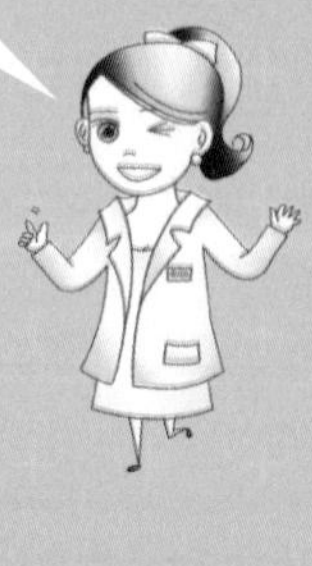

藥師小叮嚀

如在使用青光眼藥物治療時出現副作用時，不建議自行停藥或調整劑量，建議與醫師討論選擇其他類型的藥物治療。

除了藥物可能造成的副作用，若有併用以下藥品治療也可能會增加眼壓而加重青光眼的惡化程度，如：治療心

❸ 前列腺素製劑

如：舒而坦(latanoprost)眼藥水及舒壓坦(travoprost)眼藥水，此類藥品對於心臟及呼吸功能副作用較小，且一天使用一次即可。但點藥後可能會有眼睛發紅、虹膜會變得比較偏棕色或眼瞼皮膚顏色變深，會影響外觀，建議可睡前使用。

❹ 碳酸酐酶抑制劑

如：丹木斯錠(acetazolamide) 為口服降眼壓藥物，對磺胺類藥品過敏者不建議使用。口服劑型全身性副作用較為顯著，可能副作用有：腸胃道不適，手、腳、口腔、舌、唇或肛門麻木，體重減輕，結晶尿或結石。現已有研發局部點眼劑型來減低全身性副作用，如：舒露瞳(dorzolamide)眼藥水。

絞痛的硝基甘油錠(nitroglycerin)、常用於緩解鼻塞的抗組織胺類藥品、治療消化道痙攣的溴甲阿托品錠(atropine methobromide)。因此若有使用其他長期藥物治療請與醫師或藥師討論，選擇適當的治療方式，並持續監測用藥後的眼壓、視神經與視野變化。

48 眩暈的原因有哪些？

眩暈是老年人常見的疑難雜症之一，大多數患者會出現天旋地轉、左右浮動、身體重心不穩的不適感，嚴重則可能出現嘔吐症狀。眩暈跟頭痛、咳嗽、肚子痛一樣，是疾病或其他因素所引發的一種症狀，因此需找出背後的原因加以治療。

引起眩暈的常見原因主要有良性姿勢性眩暈、前庭神經炎、梅尼爾氏症候群三類，另外急慢性中耳炎、腦部血管病變、腦部腫瘤、腮腺炎、麻疹、疱疹等感染性疾病也可能引起眩暈。

良性姿勢性眩暈好發於中老年人，病因大多為耳石脫位所引起，主要於起床、躺下、翻身等姿勢變化時，會發生數秒至一分鐘的眩暈。前庭神經炎目前病因不明，一般猜測為病毒感染所引起，主要為急性發作，合併噁心嘔吐，嚴重者眩暈感如山搖地動，令人不敢張開眼睛，患者無法活動，須臥床休息。梅尼爾氏症候群目前被認為是內淋巴水腫所引起，常見症狀為耳鳴、眩暈、聽力障礙，眩暈感持續二十分鐘至數小時，聽力會隨著發作次數而逐漸減退。

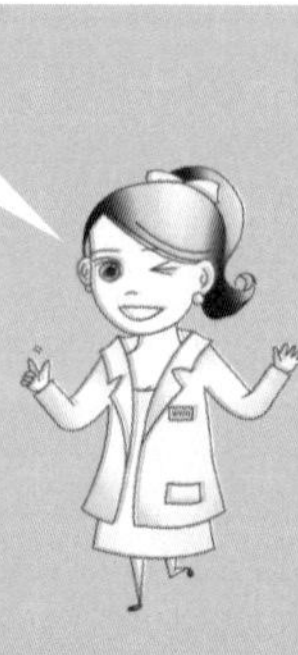

藥師小叮嚀

若有眩暈現象，須盡速就醫，藉由專業醫療技術嚴密的檢查，找出引起眩暈的原因並加以根治，切莫迷信偏方，延誤就醫，加重病情。

由於醫療的進步，眩暈症狀發生後可經醫師診查找出病因，再以適合的藥物治療，搭配飲食、生活作息的調整來改善症狀，八至九成的患者可經由藥物治療的方式治癒，除非反覆發作或是藥物治療無效，才會考慮以手術方式來治療。因此眩暈發生時，不要恐慌，應盡速就醫，尋求專業醫療人員的協助，大多數的眩暈症狀就醫後均可獲得良好的改善。

49 治療眩暈的藥物有什麼副作用？

目前治療眩暈的方式主要包含藥物、飲食、生活作息調整三種方式。

目前醫師常用來治療眩暈的藥物主要有血液循環促進劑、神經機能賦活劑、止暈劑、鎮靜劑四種。

血液循環促進劑可以改善血液循環，幫助治療眩暈，常見藥物有汝佳脈(nicametate)、血俾益(flunarizine)等。神經機能賦活劑以維生素類為主，包含維生素B_1、B_{12}與維生素E，可協助預防神經炎、加速神經細胞代謝、修護受損神經纖維。常用止暈劑包含保耐暈(meclizine)、利暈鎮(diphenidol)、治眩寧錠(betahistine)等。鎮靜劑主要用於眩暈急性發作時，常見藥品有煩寧錠(diazepam)、心益(oxazolam)等。目前治療眩暈的藥物種類繁多，藥性不同，療效也有所差異，不可迷信偏方或自行購買成藥，需經過醫師檢查，針對患者疾病特性處方合適的用藥，才可對症下藥，達到良好的治療效果。

服用治療眩暈的藥物期間，除了需依照醫師指示按時服藥外，還需留意藥

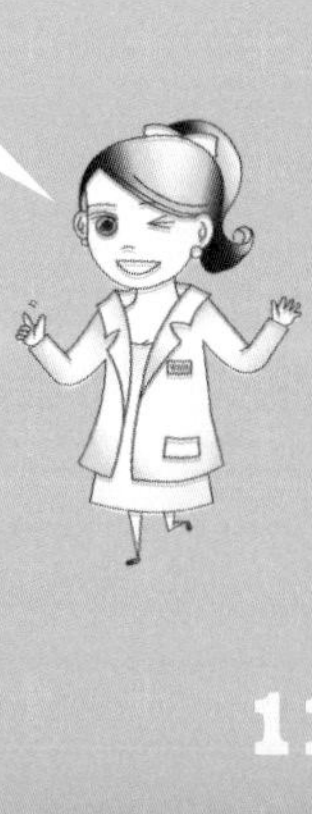

藥師小叮嚀

除了因為體內器官病變，如：中風或腦部萎縮、耳部前庭平衡系統受損或周邊神經病變等，另一項造成老人眩暈的主因就是多重藥物的使用，加重藥物副作用的產生。可能引發眩暈的藥品種類有：降血壓藥、降血糖藥、安眠藥及抗焦慮藥

品相關副作用，例如口乾、頭暈、胃腸不適、皮膚癢、皮膚紅疹等，若服藥期間出現不適，需告知醫師、藥師，以便調整藥物劑量或藥品種類。除了維生素類藥物，服用其他抗眩暈藥物容易導致嗜睡，因此服藥期間須避免駕駛或操作機械，以免發生危險。因為多數止暈藥會因為服用酒精與葡萄柚增加副作用的發生率，服藥期間必須避免飲酒，避免食用葡萄柚、葡萄柚汁。

等，皆為老人家常用的藥品。若服藥後發生眩暈情況，不可貿然停藥，影響原本預計治療的病情。建議可與醫師或藥師討論，有些不適症狀只需調整藥物劑量或服用時間就可緩解。老人家在服用了可能會引發眩暈的藥品後，建議先坐下來休息十至十五分鐘，避免忽然起身或站立，以免發生跌倒的危險。

50 耳鳴該怎麼辦？

周爺爺近兩個月來睡夢中常被耳朵發出來的聲響驚醒，因夜晚睡眠不足，早上精神不佳做事都無神，生活不堪其擾至醫院就診，經耳鼻喉科醫師檢查後，發現為感冒所引發的耳鳴，經藥物治療，調整生活作息後已獲得改善。

耳鳴是指耳朵在沒有外來聲音的刺激下，自己卻能發出聲響。耳鳴所發出的聲響十分多樣化，轟隆聲、蟲叫聲、叮噹聲、蟬鳴聲、嗡嗡聲、滴答聲都是常見的音色表現。可能引起耳鳴的原因包含血管栓塞、長期暴露在噪音下、病毒感染、勞累、工作與精神壓力、耳道炎、鼓膜穿孔、梅尼爾氏症、腦中風、聽神經瘤等。由於造成耳鳴的因素十分複雜，如有相關症狀，必須尋求專科醫師，藉由詳細問診、精密儀器的檢查找出根本病因加以治療，才能獲得改善。

目前治療耳鳴的方式包含藥物療法、助聽器、耳鳴遮蔽器、耳科手術及心理治療。治療耳鳴的藥物包含血液循環促進劑、維生素、鎮靜劑等，血液循環促進劑可幫助促進聽神經、內耳、腦部的血液循環，維生素可協助活化神經功

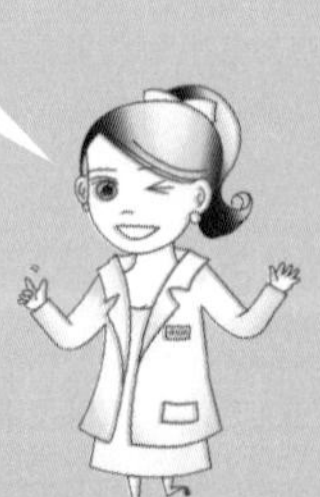

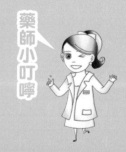

藥師小叮嚀

因造成耳鳴的原因複雜，治療耳鳴除了需藥物外，尚需仰賴心理療法與其他治療方式合併治療，因此也考驗患者就診的耐心。早日就醫，定期回診，依指示完成療程，即可成功擺脫耳鳴的困擾。

能，鎮靜劑可消除耳鳴時的焦慮感，治療耳鳴所造成的失眠。

在心理方面則需放鬆心情，消除不必要的緊張感，試著與耳鳴「和平共處」。日常生活方面則需避免食用刺激性食物，如：咖啡、辣椒、可樂、巧克力、茶葉等，避免暴露在吵鬧的環境中，避免使用耳機聽音樂，睡眠需充足，避免熬夜。

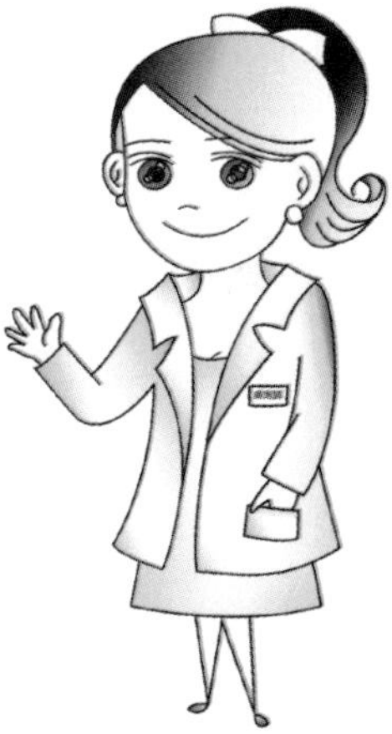

51 服用治療耳鳴的藥物需要注意什麼？

目前治療耳鳴的方式包含藥物療法、助聽器、耳鳴遮蔽器、耳科手術及心理治療，因耳鳴的成因複雜，因此目前多採取合併治療方式。常用於治療耳鳴的藥物有輕度鎮靜劑、血液循環促進劑、維生素等。

輕度鎮靜劑如：贊安諾錠(alprazolam)、心益(oxazolam)等，可幫助患者減輕耳鳴發作時的焦慮感，治療耳鳴所引起的失眠。

血液循環促進劑常見藥品有血俾益(flunarizine)、汝佳脈(nicametate)等，此類藥物主要藉由促進大腦、聽神經與內耳的循環，達到改善耳鳴的功效。

改善耳鳴的維生素類主要有維生素B群、維生素C，這類維生素可幫助活化神經，改善神經功能。

在治療耳鳴期間，需定期回診，依醫師、藥師指示正確服藥，因治療耳鳴的藥品種類繁多，不同的症狀所適合的藥物不同，因此不可聽信偏方或自行服用中草藥或成藥。

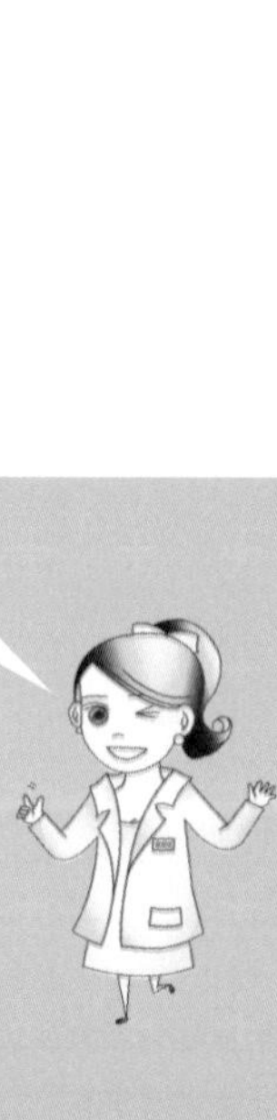

藥師小叮嚀

看診領藥後，別忘了詢問藥師藥品副作用與相關注意事項。若自身有對藥物或食物等過敏紀錄，必須於看診時告知處方醫師，並隨身攜帶註記長期用藥品項與過敏紀錄的用藥記錄卡，以確保自身用藥安全，避免不必要的副作用發生。

服用治療耳鳴的藥物，需留意頭暈、胃腸不適、皮膚癢、皮膚紅疹等副作用，若出現任何不適，須告知處方醫師，由醫師調整藥品劑量與用藥品項。

服用鎮靜劑期間，可能出現白天嗜睡、頭暈的現象，應避免操作機械或駕駛，以免發生危險。因多數鎮靜藥品會因為服用酒精與葡萄柚增加副作用的發生率，服藥期間必須避免飲酒，避免食用葡萄柚、葡萄柚汁。另外，健康食品、中草藥等與西藥併服時也可能影響治療效果，服藥前須與醫師、藥師再次確認。

52 什麼是高血壓？降血壓藥品需要吃多久？

行政院衛生署國民健康局「國民健康訪問調查」結果，約每四人就有一人患有高血壓，而平均每天約有五人死於高血壓性疾病。而民國九十八年的死因統計，高血壓性疾病排名第十一名，和高血壓有關的病因其死亡率總計就占了一半，包括腦血管疾病、心臟疾病、糖尿病、腎病症候群。

根據衛生署修訂的最新血壓標準：

收縮壓與舒張壓建議維持於一二〇—八〇毫米汞柱之間。當收縮壓在一二〇—一三九毫米汞柱，舒張壓八〇—八九毫米汞柱的民眾就被歸類於高血壓的危險群，此時可先以改善生活飲食及習慣著手，不用藥物治療。當收縮壓達一四〇毫米汞柱以上、舒張壓達九〇毫米汞柱以上就建議開始搭配藥物治療。

值得注意的是，大部分的高血壓患者不會感到不適，因此，在臺灣地區約有一五．五％（男性一〇．九％，女性四．六％）的民眾不知道自己患有高血

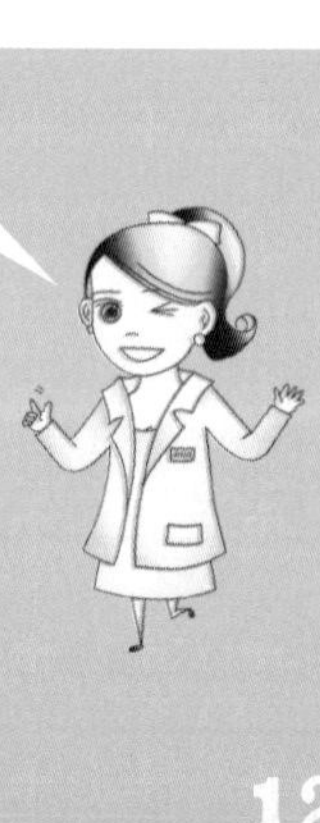

藥師小叮嚀

高血壓目前尚無法「根治」，良好的血壓控制需要病患與醫師密切配合才得以發揮最佳效果。臨床試驗顯示，良好的血壓控制能夠降低三五％—四〇％的腦中風機率、二〇—二五％的心肌梗塞機率以及五〇％以上的心臟衰竭機率。

壓，而未服藥。而患有高血壓的病患當中，有二成的人沒有按照醫師囑咐服用高血壓藥物。

高血壓病患常會有這樣的疑問：

降血壓藥品需要服用多久？一星期？一個月？半年？一年？血壓高的時候使用就好？

臨床上，醫師會使用一種或二種以上的降血壓藥品來幫助高血壓患者控制血壓，並根據血壓的變化調整藥物的劑量。不同種類的降血壓藥品由於半衰期不同，藥效發揮作用的時間也不同，一般降壓效果在投藥七至十四天見效，開始使用藥物治療的高血壓患者應該要耐心的配合治療。

高血壓患者當由醫師評估開始用藥物治療後，需終身服藥來控制血壓，若高血壓長期控制良好，可以與醫師討論，且在醫師的指示下調整藥物種類或劑量，切記不能自行根據症狀來調整用藥，如此可能引起血壓反彈上升，使病情惡化，嚴重時可能會造成腦病變、中風、心肌梗塞和猝死。

除藥物治療外，高血壓患者也可經由均衡健康的飲食原則和適度適宜的運動來輔助控制血壓。衛生署提供高血壓患者的生活型態建議：「少鹽多健康、天天五蔬果、低脂高纖、飲食均衡、維持理想體重、戒菸、從事規律的運動。」

53 降血壓藥有哪些副作用？

高血壓是中老年常見的慢性病，而高血壓的治療方式和目標是使用最少量的藥物及副作用，來達到最佳的血壓控制。常用的降血壓藥品副作用有哪些？

❶ 利尿劑

治療老年人高血壓首選藥，如：適泄錠(furosemid)、鈉催離(indapamide)、壓宜寧(trichlormethiazide)，常見副作用有低血鉀、低血壓、皮疹、對光敏感。

❷ 鈣離子阻斷劑

用於治療高血壓不僅有效、安全，也可以減少中風的發生率。如：脈優錠(amlodipine)、心得利(nifedipine)、普心寧(felodipine)，常見副作用有足踝水腫、心跳過速、面部潮紅。

❸ 血管收縮素轉化酶抑制劑

老年人單一使用此類藥品時效果比較差，因為老年人血漿腎素活性較低，因此常與其他類型降血壓藥併用，如：悅您定(enalapril)、刻甫定(captopril)，常見副作用有喉嚨刺激性乾咳、水腫、頭痛、失去味覺、低血

藥師小叮嚀

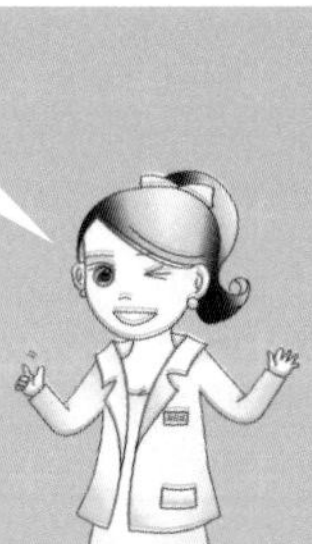

目前降壓藥的種類很多，要使用哪類藥物來治療高血壓，需由醫師根據患者的狀況而定。

高血壓必須長期治療，才能避免心血管併發症的發生，有些病患會擔心長期吃藥所產生的副作用，但這些副作用是大多數人都可以忍受，不

壓、皮疹。腎動脈狹窄的病人避免使用此類藥品。

❹ 血管張力素接受器拮抗劑

此類藥較少咳嗽的副作用，可做為血管收縮素轉化酶抑制劑的替代藥物，如：得安穩(valsartan)、安普諾維(irbesartan)、可悅您(losartan)，常見副作用有低血壓、高血鉀症、頭痛、嗜睡。

❺ 乙型阻斷劑

如：思特來(propranolol)、心樂寧(atenolol)、康肯(bisoprolol)，常見副作用有脈博緩慢、性功能障礙、血壓下降。當老年人高血壓病患合併有氣喘、慢性阻塞性肺疾病、血管疾病、心跳徐緩及心室傳導阻滯時，應謹慎使用。

❻ 甲型阻斷劑

如：可迅錠(doxazosin)、定脈平(terazosin)、脈寧平錠(prazosin)，常見副作用有口乾、姿態性低血壓。甲型阻斷劑對合併有攝護腺肥大的老年人高血壓是不錯的用藥選擇。

❼ 直接血管擴張劑

如：阿普利素寧(hydralazine)、洛寧錠(minoxidil)，常見副作用有頭痛、體液滯留、反射性心跳過速。因常引起反射性心跳過速，故通常需與其他的降壓藥合併使用。

會對身體造成太大傷害。因每個人對各藥品副作用的適應性及效果不一樣，如果病患服藥後產生無法忍受的副作用時，應與醫師溝通，找出最適合自己的藥，不可擅自停藥。

54 正確測量血壓對控制血壓有幫助嗎？

有一個阿公，因為嚴重頭暈來急診，發現是低血壓而入院，在住院期間血壓正常，但是卻強烈要求醫師開給他平常在門診拿的降血壓藥。經過詢問才發現，原來阿公在家裡沒有定期量血壓的習慣，都是在每次回診時才量血壓。因為很心急，量血壓前沒有先稍作休息，而且看到醫護人員很緊張，導致每次測量的血壓都是不正確的。這次是因為覺得頭暈，以為是血壓太高造成的，所以自己多吃了好幾顆降血壓藥要「加強藥效」，結果導致頭更暈才入院。

除了上面的案例外，很多民眾常會根據每天的血壓值不同而自行調整用藥，血壓高的時候就照醫生開的吃，但是低的時候呢，不是乾脆停藥，不然就吃半顆或是挑個幾顆來吃，這種「自己當醫生」的行為會使血壓的控制不佳。

所以這些案例告訴我們什麼呢？除了要定期測量血壓之外，還要能「正確」的測量血壓！

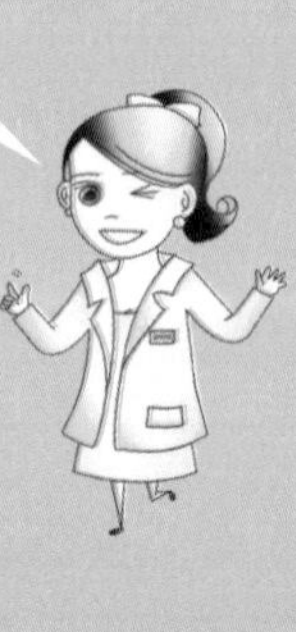

藥師小叮嚀

服用高血壓藥者，在平常應該每日監測血壓，至少要測二次，每次間隔三分鐘，若差異過大（大於一〇毫米汞柱以上），應再測量第三次。若發現血壓過高或過低時，先確定測量方式是否正確，心情是否受錯誤的血壓值影響。若確定測量

要如何正確地測量血壓呢？

首先在量血壓前三十分鐘，不要運動、飲食還有洗澡，也不要抽菸、喝酒及喝含咖啡因的飲料（如：咖啡、可樂、茶等），盡可能就坐著休息。在測量前，要先去上廁所，將膀胱排空，要至少休息五分鐘。接著在測量時，要放鬆心情，不要緊張，也不可以講話聊天，雙腳要平放不可交叉，測量的手要跟心臟同高，壓脈帶不要綁太緊（可放入兩指的緊度）。而測量的地點越安靜越好，且應穿著寬鬆的衣服。如果可以正確測量血壓，就不會有因為錯誤的血壓值而產生不正確的診斷及錯誤的用藥習慣。

的血壓值無誤，應就醫評估，千萬不可自己增加或減少藥物，以免因錯誤用藥而導致更嚴重的不良反應，影響身體健康。

55 何謂高血脂？

一般口語所說的「血油」，指的是血液中的脂肪物質，如：三酸甘油脂、膽固醇、低密度脂蛋白，當這些脂肪物質過高，總膽固醇值或血三酸甘油脂值超過二〇〇mg/dL者即可診斷為高血脂症。

膽固醇有分高密度脂蛋白是好的膽固醇，還有低密度脂蛋白是壞的膽固醇，壞的膽固醇容易在血管中沉積，造成血管狹窄，提高血管堵塞的機率。高血脂容易造成動脈血管硬化，是心血管疾病的主要元兇，會增加中風的機率，因此控制血脂是很重要的。

血脂偏高的原因則跟遺傳、飲食、生活習慣有關，因此在經由醫師診斷為高血脂後，一開始的治療方式會先由飲食上的調整控制著手，像是高熱量、高蛋白、油炸的食物要盡量避免；要訂立運動計畫，藉由運動來燃燒熱量、降低脂肪；生活作息正常，可以促進身體代謝。當經過這些方式的治療後，血脂仍然偏高的話，才會考慮採取藥物治療。

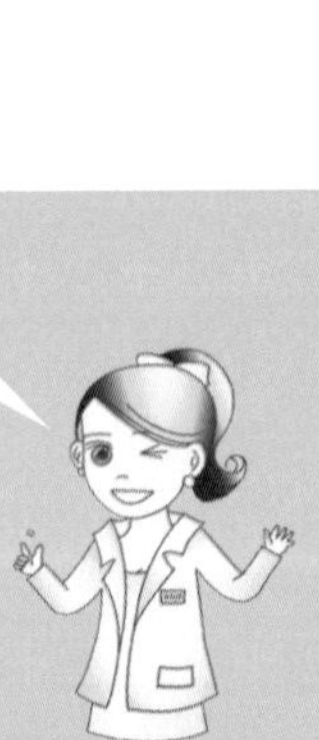

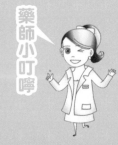

藥師小叮嚀

醫師診斷出有高血脂時，一定要配合治療，因為降低血脂可以預防心血管疾病的發生。血脂的降低不是馬上可以察覺的，一定要按時服藥，不要任意停藥。

高血脂主要分為三種：❶高膽固醇血症；❷高三酸甘油脂血症；❸混合型高血脂症。不同的高血脂症，治療的藥物不盡相同。

降血脂的藥物依其作用方式、結構的不同，分為HMG-CoA還原酶抑制劑、膽固醇吸收抑制劑、纖維酸鹽類衍生物和膽酸結合樹脂，每種藥物治療的效果不同，醫師會依照每個人不同的狀況，使用不同的降血脂藥物治療，所以「自己的藥只適合自己吃」是很重要的觀念，千萬不要胡亂吃別人的藥或是把自己的藥給別人吃。

56 降血脂用藥該注意什麼？

服用降血脂藥物時要注意什麼？

常見高血脂用藥分為下列四大類：

❶ HMG-CoA還原酶抑制劑

此類藥品可以阻止肝臟中膽固醇的產生，幫助降低膽固醇與血脂肪，常用藥物有：立普妥(atorvastatin)、益脂可(fluvastatin)、冠脂妥(rosuvastatin)等。此類藥品可能引起的副作用包含腹部不適、肌肉酸痠痛、噁心等，服藥期間若出現任何不適，應詢問您的醫師與藥師。

❷ 膽固醇吸收抑制劑

這類藥品會阻止食物中的膽固醇被吸收，常用藥物有：怡妥(ezetimibe)。這類藥物療效不受食物影響，可空腹或隨餐服用。

❸ 纖維酸鹽類衍生物

此類藥品會增加血液中油脂的代謝、降低血脂肪，常用藥物有：弗尼利脂

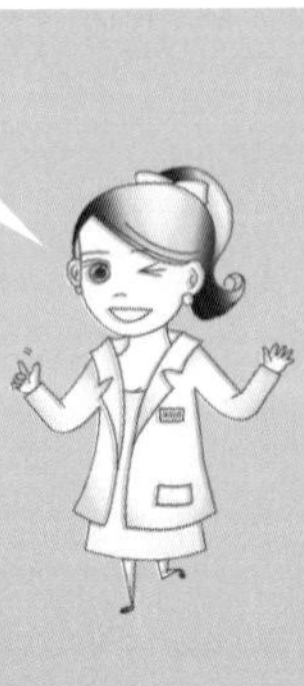

藥師小叮嚀

服用降血脂藥品期間，需定期回診配合醫師檢查，並告知處方醫師您目前所使用的其他藥品，以利調整藥品品項與藥量。此外，領藥時記得向您的藥師詢問藥品相關注意事項，並依藥袋指示正確服藥，再搭配良好的飲食，如：少吃膽固醇

寧(fenofibrate)、洛脂(gemfibrozil)等。服用期間可能出現噁心、嘔吐、腹痛、腹瀉等不適，可於飯後服用降低腸胃不適感。

❹ 膽酸結合樹脂

膽酸結合樹脂可幫助降低膽固醇。常用藥物有：貴舒醇(cholestyramine)，服藥時須先將藥品溶於水再喝下，不可直接服用乾粉。因這類藥品會影響其他藥品的吸收，因此不可與其他藥物同時服用，必須錯開一至四小時。服藥期間可能出現便祕與腸道不適等副作用，可藉由多喝水改善便祕症狀。

服用降血脂藥物須知：

❶ 服藥前先詢問醫師或藥師，是否可與其他藥物（包含成藥）、維生素和草藥併用。
❷ 服藥期間避免飲酒。
❸ 此類藥物可能傷害胎兒，若懷孕必須告知醫師。
❹ 假如您有肝臟疾病，需事先告知處方醫師。
❺ 服用降血脂藥物期間，每半年需進行一次肝臟功能檢查。
❻ 服用立普妥、益脂可、冠脂妥時，不可與葡萄柚汁併用，恐產生毒性。
❼ 未經醫師許可，不可任意停用降血脂藥物。

含量高的食物，如：內臟（腦、肝、腰子等）、蟹黃、蝦卵、魚卵等。若膽固醇過高者，則每週攝取蛋黃以不超過二至三個為原則，肉類宜多選用魚類及家禽，要少吃肥肉，烹調方法多採用清蒸，調味用油應盡量避免。每天維持適量的運動，建議五十歲以上的民眾應每年定期檢查血脂，才可讓血脂獲得良好控制。

57 可以用健康食品取代降血脂藥嗎？

您是否曾經在抽血檢查報告中發現自己的膽固醇或三酸甘油脂欄位出現紅字呢？如果有，那麼您可能已經有血脂肪過高的情形囉！

高血脂症是一種新陳代謝方面的疾病，也是銀髮族常見的三高疾病之一。因病患本身不會有立即的身體症狀，因此不易被發現，實在是身體健康的隱形殺手。高血脂症會增加罹患冠狀動脈粥狀硬化、腦部栓塞、高血壓及胰臟炎的機率，因此不可輕忽其嚴重性。

目前市面上通過衛生署認證具有可調節血脂肪功效的健康食品有：紅麴、燕麥、深海魚油、豆類製品、綠茶等，而其中紅麴是最廣為人知，也最常被民眾選擇來調節血脂的健康食品；但殊不知，紅麴的攝取量其實也有每日的上限，若攝取過多，可能會發生肌肉及肝臟、腎臟方面的副作用，使用時一定要多加留意。

健康食品雖然已有部分研究證實可以降低血脂肪濃度，也可減少高血脂症

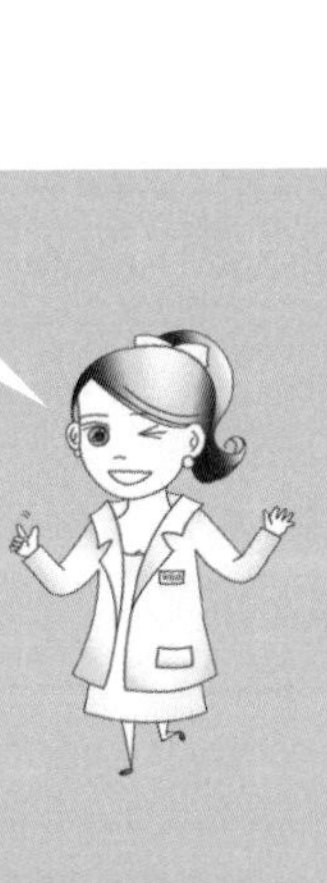

藥師小叮嚀

健康食品可能會影響藥物在體內的代謝，因此不建議與藥物同時服用，除了可能會影響藥物的效果之外，甚至可能導致藥物過量的副作用出現。故建議服用健康食品的高血脂病人，在就醫看診時主動告知醫師目前正在使用的健康食品種類及品

相關併發症的發生率；但健康食品能夠降低血脂的效果有限，無法完全取代藥物來治療高血脂症；對於血脂肪較高的病人或已經出現冠狀動脈或心臟方面併發症的高血脂症病人，仍然需要經由醫師評估，使用合適的降血脂藥物來做治療，不可以健康食品取代降血脂藥品。

此外，因高血脂症的治療需要長期調養，因此也建議從日常飲食方面進行改變，多攝取豆類、燕麥類及堅果類食物等富含異黃酮、植物固醇的食物，並增加運動量與養成運動習慣，再搭配上藥物的治療，一段時間後就可以見到血脂肪明顯改善，而且身體也變健康囉！

牌，經由醫師評估是否繼續使用，以確保用藥安全與藥物治療功效。

58 銀髮族也容易得胃潰瘍？

蕭大娘性子急，吃飯快，還常常說話配著飯，一大口接著一大口。前些日子吃完飯後會有肚子輕微脹痛、反胃的感覺。最近蕭大娘常在飯前嚷嚷肚子很餓，但只吃一點點東西就感到飽，甚至感覺上腹部疼痛，心口灼熱感，嘔酸水。到醫院經醫師照胃鏡診斷才得知是胃潰瘍。

所謂的胃潰瘍是胃黏膜受到胃酸的侵蝕，而導致胃黏膜的破皮、糜爛，但有潰瘍不一定有會症狀，當潰瘍的範圍越來越廣、越來越深時，刺激胃酸分泌的因子一直存在時，潰瘍的部分在酸性物質的腐蝕下就會讓有人痛的感覺。

但是，胃酸不是每天都在分泌嗎？所以我們的胃黏膜每天都遭受胃酸的攻擊，這樣不是很容易得到胃潰瘍嗎？事實上，胃黏膜是保護我們胃，胃酸的存在是為了消化我們吃進去的東西，但這兩者之間有一定的平衡在。

因胃壁黏膜的分泌會隨著年齡增加而遞減，銀髮族間也常見胃潰瘍病例。因此銀髮族更要留意保健，減少接觸加重胃潰瘍的相關危險因子，如：藥物、刺激性的食物（如：菸、酒、咖啡等）。

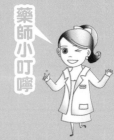

藥師小叮嚀

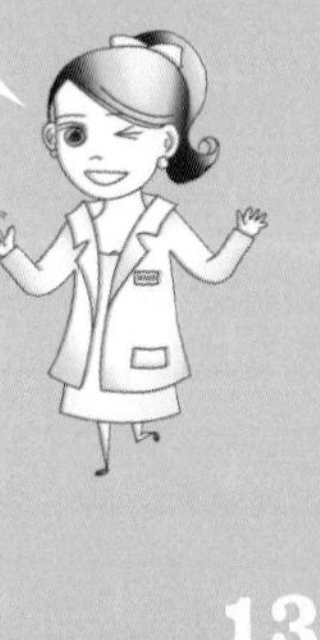

隨著年紀的增長，胃黏膜會變薄，若此時年長者又同時服用消炎止痛藥、心血管用藥等，可能會加重胃壁黏膜的損傷，容易導致胃潰瘍病情加重，因此若有胃潰瘍相關病史的銀髮族，就醫時應提醒醫師，給予適當的藥物治療，關於用藥的

胃潰瘍一般常有的症狀有：

❶ 上腹部疼痛，如悶痛、刺痛、灼熱痛或陣痛的感覺症狀。

❷ 噁心、嘔吐。

❸ 打嗝或脹氣。

❹ 嚴重時會有大便色黑或帶血、胃壁穿孔。

注意事項也可和藥師討論。

59 哪些藥物可以治療胃潰瘍？

蕭大娘因為胃潰瘍，醫師開立給她泰克胃通(lansoprazole)。除了泰克胃通之外，還有什麼治療胃潰瘍的常用藥物呢？這些藥物又是如何治療胃潰瘍的呢？

胃潰瘍常用的藥物有：

❶ 制酸劑

胃潰瘍常因為胃酸過度分泌刺激潰瘍的地方而引起疼痛，如果能有藥物把這些酸中和了，使胃不那麼酸時，就可以解除病患的疼痛了。但是大多數的制酸劑都含鋁、鎂或鋁鎂的化合物混合製成，鎂離子過多易引起腹瀉，鋁離子過多則會造成便祕，所以經常選擇含有兩者的制酸劑使副作用綜合相消。制酸劑可能會影響抗生素四環黴素(tetracyclines)、心衰竭用藥隆我心(digoxin)及心律不整藥硫酸奎尼丁(quinidine)等藥物的吸收。

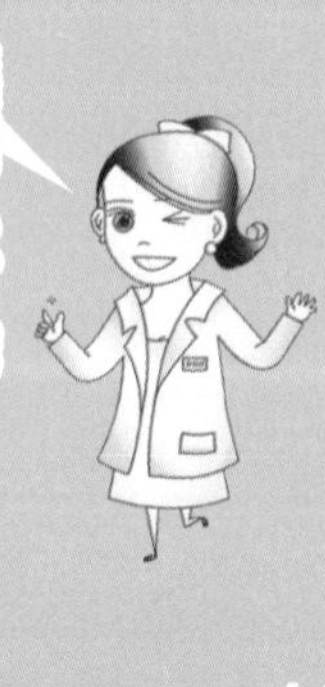

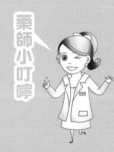

藥師小叮嚀

如果是胃幽門螺旋桿菌導致的胃潰瘍，必須根除幽門桿菌這個害菌，所以會使用抗生素。

一般的治療是使用「三合一療法」，就是氫離子幫浦阻斷劑加上兩種以上的抗生素，如：泛廣黴素(amoxicillin)、開羅理黴

❷ 第二型組織胺受體阻斷劑

常用藥有：善胃得(ranitidine)、祛潰(cimetidine)、蓋舒泰(famotidine)。先前提到的制酸劑是中和胃酸，屬於被動緩解疼痛，而第二型組織胺受體阻斷劑是主動的抑制分泌胃酸的細胞不再分泌，對潰瘍的痛及癒合效果迅速。使用一年以上可能有男性女乳症、陽痿等副作用，但停藥後可恢復正常。

❸ 氫離子幫浦阻斷劑

常用藥有：樂酸克(omeprazole)、泰克胃通、耐適恩(esomeprazole)、百抑潰(rabeprazole)。對任何刺激訊息引起的胃酸分泌有抑制作用，效果較第二型組織胺受體阻斷劑更強且更持久，所以更能針對第二型組織胺受體阻斷劑難治的潰瘍進行治療。可能的副作用有：頭痛、腹瀉、噁心、嘔吐。

❹ 胃壁保護劑

常用藥有：舒胃懸浮液(sucralfate)。是一種有機鋁鹽化合物，可覆蓋在潰瘍表面上，使潰瘍在不受胃酸和消化液的刺激下癒合。可能有便祕的副作用。

素(clarithromycin)、黴得挫(metronidazole)。

只要遵循醫師指示療程，治療一到兩週就能有效根除幽門桿菌了。

60 怎麼正確服用胃潰瘍藥？

醫師開立泰克胃通(lansoprazole)治療蕭大娘胃潰瘍。蕭大娘每天在早上飯後吃一顆，但她覺得似乎沒有什麼效果，於是回到醫院要領第二個月的慢性處方箋時，向藥師抱怨：那個藥物怎麼都沒用？藥師先詢問蕭大娘怎麼服用此藥，蕭大娘說：不就是咬一咬配水喝就好了嗎？這時，藥師才知道問題所在。因為泰克胃通是口溶錠，含在嘴裡就可以融化了，但不能咬碎。因為蕭大娘服用藥物的方式不正確，才會影響療效。

服用胃潰瘍的藥物時，需要特別注意的是氫離子幫浦阻斷劑，例如：泰克胃通、耐適恩(esomeprazole)、百抑潰(rabeprazole)等，這些藥物不宜嚼碎或壓碎，應整顆吞服。而泰克胃通口溶錠，口含融化就可以了。如果病患服用許多藥物，應在其他藥物配水吞服後，再口含此藥物。如果是管灌病人，病人的藥物是不適合搗碎磨粉的，這時候的氫離子幫浦阻斷劑就可以選用泰克胃通、耐適恩，泡水就可以融化了。

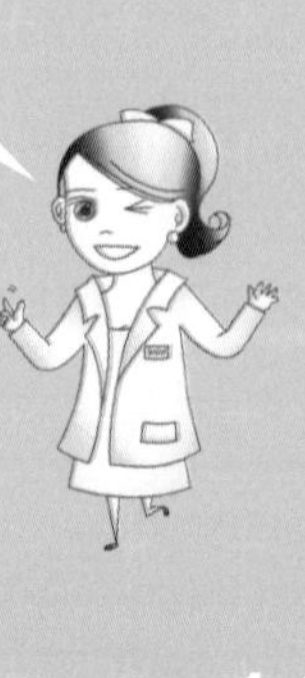

藥師小叮嚀

治療胃潰瘍通常須連續用八週的藥，千萬不可以隨便停藥，一定要聽從醫師的指示按時服藥，完成一個既定的療程，可避免再復發。

最後提醒，服用止痛藥、類固醇、關節炎治療劑等消炎藥，對胃黏膜都有一定的破壞力，除非是制酸劑也需要注意是否同時服用喹諾酮(quinolone)類抗菌劑、四環類的抗菌劑，因為這些抗菌劑和含鋁、鎂的制酸劑會有交互作用，而影響抗菌劑的療效，所以需與制酸劑間隔二至三小時再服用。

胃壁的保護劑舒胃懸浮液(sucralfate)，建議在每餐飯前一個小時或在睡前服用，懸浮液使用前先搖均勻；與制酸劑或其他藥物併用，需間隔一至二小時。

正確服用胃潰瘍藥物，才能達到最佳的療效。

醫師指示下，應避免長期服用阿斯匹靈或其他治療疼痛、關節炎抗發炎的藥物，如使用後有腸胃不適的症狀時，可立即告知醫師。

61 什麼是「火燒心」？

李爺爺最近晚上睡覺經常感到胸口不舒服，有灼熱悶痛感，睡到一半還會驚醒。原以為是心臟有問題，到醫院檢查，但心電圖正常，沒有心肌梗塞的症狀，醫師進一步詢問，李爺爺說喉嚨還會有刺痛感，口中有酸味需要喝水來沖淡，這才發現原來是胃食道逆流在作祟。

老年人因為身體機能退化，賁門括約肌變鬆弛，造成胃酸容易逆流，也就是俗說的「火燒心」。

胃食道逆流在臨床上常見的症狀有：

上腹部或胸部感覺灼熱或悶熱、胃酸逆流、吞嚥困難、咳嗽、喘、聲音沙啞、喉嚨痛等，若病症較嚴重或伴隨胃部有潰瘍者，會有逆流物帶血或黑便的情形。

另一方面，因為老人家食道知覺神經反射下降，在疾病的初期較不易察

藥師小叮嚀

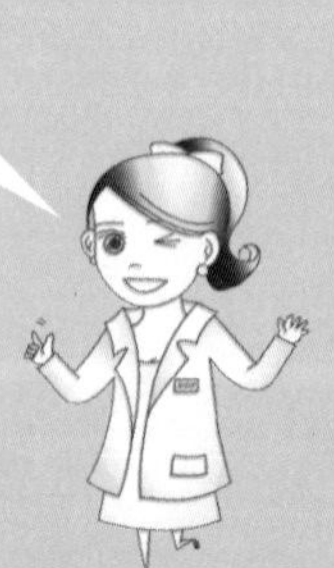

胃食道逆流引起的胸口悶熱感，常讓患者誤以為是心臟或肺部方面的疾病，而至心臟科或胸腔內科就診。其實胃食道逆流是一種常見的消化道疾病，與患者的飲食及生活習慣有密切的關係。而胃食道逆流除了造成患者不舒服感，胃酸長期侵蝕

覺，往往發現時已出現較嚴重的吞嚥困難、胸痛、呼吸不適及嘔吐等非典型現象，甚至是因胃食道逆流而引發上消化道出血的危險。

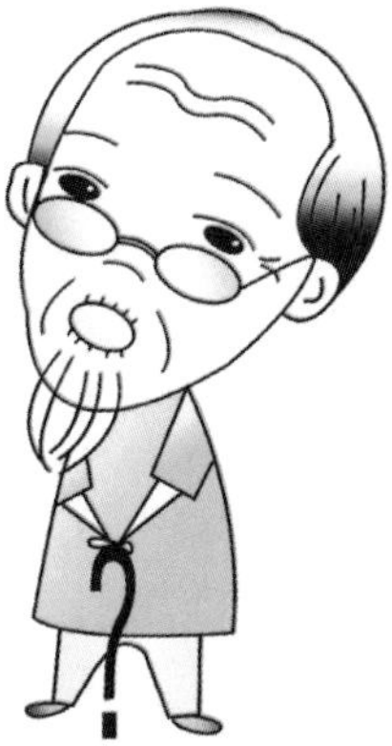

食道也會造成食道的傷害，甚至可能引起氣喘或咽喉炎，因此千萬不要輕忽胃食道逆流的初期症狀。

大多數的患者在使用藥物治療後症狀都能獲得明顯的改善，僅有少部分病人需要進行手術治療。除了藥物使用之外，也建議同時改變飲食習慣或調整生活作息，以避免胃食道逆流復發。

62 引發「火燒心」的原因？

李爺爺就醫被診斷出罹患了胃食道逆流，醫師在詳細詢問並了解李爺爺的病史、生活習慣及三餐飲食方式後，發現除了因為李爺爺年紀大外，還有幾個可能加重胃食道逆流的惡化因子：

❶ 李爺爺有抽菸的習慣；

❷ 李爺爺習慣吃完飯後就馬上躺平小憩一下；

❸ 李爺爺有服用高血壓藥品。

不良的生活習慣有可能導致胃食道逆流的現象，如：抽菸會增加胃酸分泌，且吐菸動作會促進打嗝及胃酸逆流。餐後立即躺下會增加胃內容物逆流機會，飯後一至二小時不建議平躺。此外，藥物也有可能增加胃食道逆流的風險，如：降血壓用藥的鈣離子阻斷劑、乙型阻斷劑（詳見問題53），或是嗎啡止痛劑等都有可能讓下食道括約肌放鬆，使胃酸容易逆流。因此老年人若有使用上述用藥物長期治療者，屬罹患胃食道逆流的高風險群。

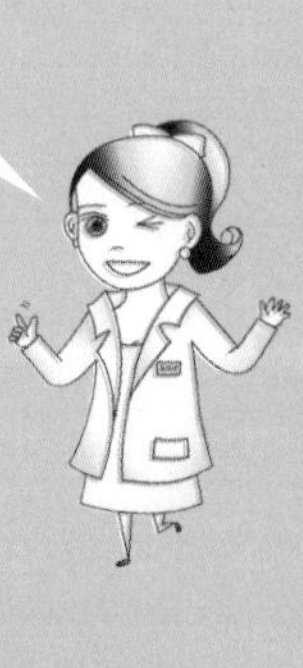

藥師小叮嚀

建議餐後避免長時間彎腰及激烈運動，並且於餐後三至四小時後才躺下，可避免胃部壓力升高而引起逆流。睡眠時可將床頭升高或將頭部墊得較高，藉由重力有效的對抗胃酸逆流情形。

如果家中有長時間臥床者，或是藉由

有些老人家因生理失能需長期以鼻胃管灌食，這類長期插管的病人因下食道括約肌長時間受鼻胃管刺激，而容易有鬆弛的情形，因此發生胃食道逆流的機會也跟著增加；長期臥床者也可能增加胃酸逆流機會。對於慢性病患、需長期照護的老年族群，應特別注意是否有胃食道逆流症狀，適時給予治療。

胃食道逆流大多是因為長時間三餐時間不定時、生活作息不正常、或是飲食習慣不佳所引起。若能調整自身生活作息，規律飲食，減少咖啡、茶或酒精的攝取，戒菸，並且控制體重於理想範圍，以減輕身體負擔，都是可以有效減緩或改善胃食道逆流的方式。

鼻胃管灌食者，由於本身是胃食道逆流的高危險群，因此同樣建議將病人的頭部墊高或設法將床頭抬高，並於照顧過程中隨時留意患者是否有胃食道逆流的症狀出現。一旦有類似症狀出現，建議即早進行治療。

63 如何治療「火燒心」？

在胃食道逆流的病程初期，不適症狀通常是輕微且短暫的，且一般會自行緩解；但若病程較嚴重，症狀可能持續較長的時間，此時建議使用藥物來輔助緩解，更甚至需要積極密切的治療。

臨床上經常使用來治療胃食道逆流的藥物有：

❶ 制酸劑(antacid)

如：氫氧化鋁(aluminum hydroxide)、氧化鎂(magnesium oxide)及碳酸鈣(calcium carbonate)。

❷ 第二型組織胺拮抗劑(H2-blocker)

如：祛潰(cimetidine)、蓋舒泰(famotidine)等。

❸ 質子幫浦抑制劑(proton-pump inhibitor, PPI)

如：泰克胃通(lansoprazole)、樂酸克(omeprazole)、保衛康(pantoprazole)、百抑潰(rabeprazole)和耐適恩(esomeprazole)。

藥師小叮嚀

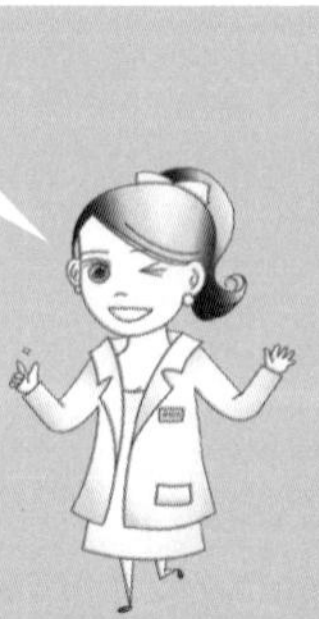

藥物的使用只能減緩或改善胃食道逆流的不適感與症狀，但無法根除導致逆流的原因，因此在以藥物治療的同時，必須配合飲食的控制及生活習慣的改善。所以應針對自身的生活作息及飲食習慣進行全盤檢視，找出導致胃食道逆流的原因，再與醫師討論並進行改

❹ 促腸胃蠕動劑(prokinetic agent)

如：腹寧朗(metoclopramide)、莫吐能(domperidone)。

市面上常見的胃乳即屬於制酸劑類，藉由氫氧化鋁或氫氧化鎂等弱鹼性物質來中和胃酸，減少胃酸對食道黏膜的傷害。但制酸劑類藥物不建議長期或過量使用，否則過度抑制胃酸可能使得消化功能變差，而且使用過程可能出現腹瀉（氫氧化鎂引起）或便祕（氫氧化鋁引起）的可能性。

第二型組織胺拮抗劑及質子幫浦抑制劑兩種藥物則都是抑制胃酸的分泌。促腸胃蠕動劑原理為促進蠕動速度，加速胃內容物的排空，減少食物於胃部停留時間，進而降低胃部壓力以減低逆流機會。

藥物治療期間視病人情形而定，若症狀較嚴重或複雜，則藥物療程也較長。一般來說，程度較輕者須治療二至四個月；程度較嚴重者則需六至十二個月或甚至更久。

如果患者胃食道逆流情形較嚴重，或以藥物治療改善效果有限，可能需考慮以手術治療。傳統的手術方式術後約需四到六週的復原時間；而最新的腹腔鏡手術法，則可大幅減少術後恢復時間（一般來說約一週左右）。

善，以降低疾病復發的機會。

64 造成胃脹氣的原因？

一般人的腸胃道中，存在約一〇〇至一五〇毫升的氣體，當氣體量增多蓄積而無法排出體外時，導致出現腹部脹痛不舒服現象，就是俗稱的胃脹氣，是胃腸疾病常見的症狀。

胃脹氣是很常見的問題，不同的年齡層病患，導致胃脹氣的原因也常不同。可能是不良飲食習慣、食用易脹氣食物或疾病等因素造成。老年人則常因消化器官功能減低且胃腸蠕動不足而導致胃脹氣。一般胃脹氣發生的原因有：

❶ 吃入過多氣體

就是氣體隨著吞嚥動作進入胃腸道中。一般正常吞嚥動作會將少量的氣體帶入胃腸道中，而少量的氣體並不會造成胃脹氣。當有邊吃食物、邊說話或狼吞虎嚥的習慣時，會帶入較多的氣體。另外長期咀嚼口香糖、噁心及某些藥物影響等等原因，則會造成唾液分泌增加，使得吞嚥動作頻繁，吞入過多氣體而引起胃脹氣。

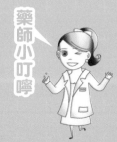

藥師小叮嚀

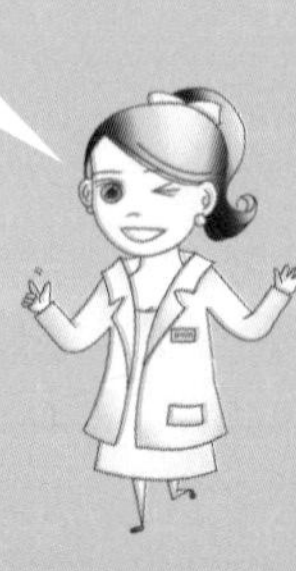

如有胃脹氣持續數天以上，應尋求醫師協助，經由詳細的問診與檢查，可釐清導致胃脹氣主要原因，給予適當的治療，即可改善胃脹氣帶來的不適。

❷ 食物消化產生過多氣體

某些特定食物在胃的消化過程中，會與胃酸起化學作用，而產生大量氣體，如碳酸飲料、地瓜等即屬易脹氣的食物。另外纖維素較多的食物，在腸道內被細菌分解時，也會產生大量氣體。這些食物在消化過程中，容易使得胃腸道蓄積過多氣體，而引起胃脹氣。

❸ 胃腸道正常菌種過少

長期使用抗生素的病患，容易因胃腸道正常菌種過少，而失去發揮正常的消化與吸收功能，使得食物醱酵產生氣體。

❹ 排氣功能不足

胃腸道有多餘氣體時，會刺激腸胃道蠕動，藉由人體不斷打嗝或放屁來排出體外。排氣量太少，氣體太多就會脹氣。當這樣的功能，因為疾病（如：糖尿病）、年齡老化或某些藥物等等因素而下降不足時，就會造成胃脹氣。

❺ 其他疾病因素

當有胃腸道病變、胰臟炎、腸阻塞和肝腫瘤等疾病，也會造成胃脹氣。

65 如何改善胃脹氣？

胃脹氣因氣體集中在腹部，無法向上或向下排出，經常造成病患腹痛、易飽、噁心等不適症狀。要如何改善胃脹氣呢？須先找出脹氣的主要原因，才能做症狀或根本治療。改善胃脹氣常見方法有：

❶ 改善飲食習慣

胃脹氣通常與不良的飲食習慣最為相關。經常胃脹氣的人，應該先從觀察自己的飲食習慣開始，如本身有狼吞虎嚥或邊吃邊說話等現象，應改以細嚼慢嚥及保持安靜飲食，以減少在用餐時，吃入過多氣體。改變飲食習慣為解決胃脹氣第一步驟。老人家牙口不好，可能造成食物咀嚼不完全而囫圇吞下，導致消化不良。

❷ 避免易脹氣食物

碳酸飲料因與胃酸中和後，會產生大量的二氧化碳氣體，蓄積在胃腸道中。其他食物如：豆類、豆乾、豆腐、洋蔥、青椒、包心菜、芹菜、地

藥師小叮嚀

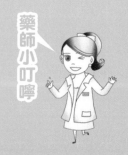

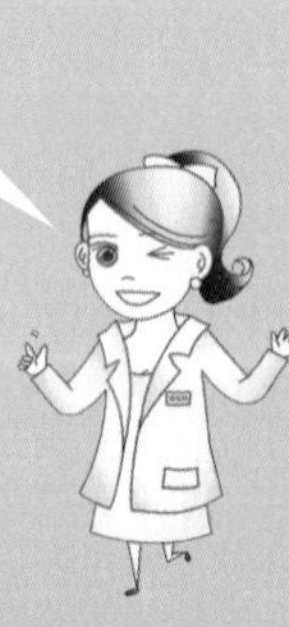

改善胃脹氣的方法主要就是兩點：

1 減少氣體的產生；

2 增加氣體的排除。

老年人常因消化功能退化且運動量不足，使得氣體在體內增加與蓄積，造成胃脹氣，引發多種不適症狀。其實，通常透過改善飲食習慣與避免食用易脹氣食物，加以適度運動，皆可改

瓜、馬鈴薯、玉米、蘋果、西瓜、香瓜、柑橘類水果、牛奶、乳製品、油炸類和高糖甜點等，在胃腸道消化過程中，易產生氣體而引發胃脹氣。胃脹氣病患應盡量避免食用。

❸ 適度的運動

胃腸道排氣功能不良，常是因為胃腸道蠕動不足所致，適度的運動可以促進胃腸道蠕動，加強排氣功能，改善胃脹氣的症狀。

❹ 維持胃腸道正常菌種

胃腸道菌種會隨年齡增加、使用抗生素或其他藥物而變化。當胃腸道內菌種發生改變時，會使得胃腸道無法正常進行食物的消化與吸收，導致食物醱酵產生氣體。適量攝取優酪乳及寡糖，能促進胃腸道正常菌種的生長，維持其數量，減少胃脹氣的發生。

❺ 適當藥物治療

某些藥物如：舒胃錠(simethicone)、薄荷油及乳酸菌，可有效促進氣體排出與減少產生，皆可有效避免胃脹氣。

善胃脹氣的症狀。但萬一胃脹氣症狀仍無法改善，且持續影響生活品質，那就應該透過專業醫師診療，使用適當藥物改善。

66 如何治療胃脹氣？

惱人的胃脹氣，經常造成病患飽也脹、餓也脹的不適症狀。當無法透過改變飲食與運動來改善時，就必須以適當藥物治療。

常見消脹氣治療藥物，依據其作用方式可分為幾種：

❶ 促進胃腸蠕動劑

這一類藥物有促進胃腸蠕動作用，因而有加強排氣功能，可減少氣體在胃腸道中的累積，造成胃脹氣不適症狀。摩舒胃清(mosapride)與腹寧朗(metoclopramide)皆屬這類藥物。其常用建議劑量分別為五毫克與三・八四毫克，三餐飯前使用，主要副作用為腹瀉、軟便、噁心及腹痛。少見的副作用則包括頭痛、嗜睡、坐立不安、肝指數上升等。另外一般居家常使用的外用薄荷油（白花油或萬金油），也是具有相同的功能。

❷ 消除脹氣的藥物

舒胃錠(simethicone)藉由降低腸胃道中氣泡的表面張力，促進小氣泡凝集在

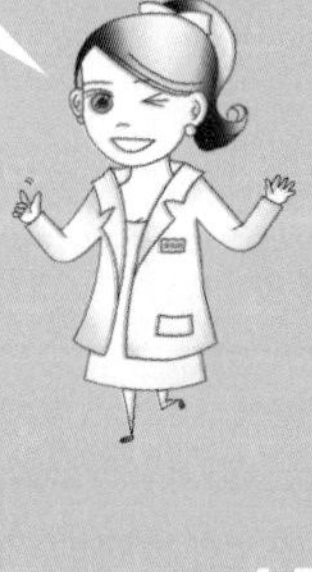

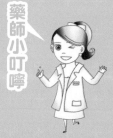

藥師小叮嚀

治療胃脹氣的藥物有多種，每種藥物都有其獨特的作用，臨床使用上，也多能證實其療效。使用藥物治療胃脹氣，必須了解其形成原因，進而對症下藥，方能達到最大效益。切勿聽信錯誤偏方，花錢又傷身。

一起，使得游離氣體容易排出體外。此藥物作用為物理性質，不產生化學變化，不干擾其他藥物作用且在人體中不被吸收，藥性相對安全。其常用建議劑量為四〇毫克，三餐飯後或飯間使用。主要副作用為軟便、胃部不快感、下痢、腹痛、嘔吐、胃部重壓感、食慾不振，少見的副作用則包括頭痛。

❸ 益生菌

常見為乳酸菌(lactobacillus)，其內含物為每錠乳酸菌〇・〇九毫克、糖化菌(glycobacteria)〇・〇六毫克。乳酸菌可以使腸內菌叢恢復正常，進而抑制害菌的生長，減少食物醱酵產生氣體的機會，可發揮顯著的整腸作用。而糖化菌能促進碳水化合物的消化，而提高乳酸菌的作用。建議劑量為每次八錠，三餐飯後使用。常見副作用為腹脹、便祕、打嗝等。

藉由使用益生菌改善胃腸道菌種，治療胃脹氣的方法，通常必須經過一段時間，才能改善胃脹氣的症狀，因為益生菌在人體中，需要時間逐漸改善體內菌種生態，進而發揮功效，所以不適用於急性胃脹氣的治療。

67 便祕怎麼辦？

健康的老年人腸道功能其實和年輕人差異不大，但若有慢性疾病患者因為活動力減弱，直腸感覺和肌肉張力下降，較容易有便祕現象。根據臨床統計，在住院及護理之家的老年人約有七五%以上有便祕的困擾。便祕雖不是老化的必然生理現象，但罹患慢性疾病及多重用藥者較易有便祕的困擾。

便祕是指排便次數太少或是無法順利排便。造成便祕的原因很多，包括攝取的纖維質和水分不足、缺乏運動以及生活環境的改變等。此外，有些藥物例如止痛藥、制酸劑也可能造成或加重便祕；其他比較嚴重的便祕原因則有大腸狹窄或腫瘤，所以不明原因的持續性便祕，應即早就醫。

若便祕是其他疾病造成的，應針對疾病做治療；若是藥物引起的便祕，可以考慮改用其他藥物；若是找不到造成便祕的原因，則稱為原發性或習慣性便祕，這類便祕治療的第一步為積極調整飲食與生活型態，包括增加穀類、水果和蔬菜的攝取，多喝水，規律的運動，養成良好的排便習慣等。若飲食與生活型態的調整未能改善便祕的症狀，下一步才投予藥物治療。

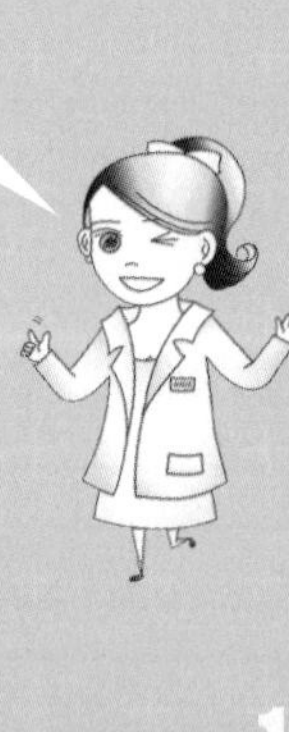

藥師小叮嚀

緩瀉劑的種類有好多種，但不建議自行長期使用，以免產生依賴性，適時接受醫師的專業評估，找出便祕的原因很重要，同時在藥物治療之外，必須配合飲食與生活型態的調整，才是長久的可行之道。

治療便祕的藥物分成下列幾類：

❶ 膨脹性緩瀉劑

如：樂瑪可(normacol)，為西黃蓍膠(sterculia)的天然纖維產品，可吸收水分增加大腸糞便體積，刺激腸道的蠕動。服用時不可咀嚼或壓碎，需配合足量的水分吞服，避免胃腸道阻塞，並增強效果。

❷ 滲透性緩瀉劑

鹽類代表藥物為氧化鎂(magnesium oxide)、鎂福內服液(magnesium citrate)，這類藥品作用快，增加腸道內滲透壓，使水分留在腸道內，常見的副作用為腹痛，較嚴重的副作用可能造成鎂中毒，因此慢性腎衰竭者應小心使用。雙乳糖類藥物例如：杜化液(lactulose)，在腸道受細菌分解產生有機酸，進而刺激腸道蠕動。過量使用可能產生脫水、低血鉀、低血鈉症。較新的滲透性緩瀉劑，例如：腹樂疏口服懸液用粉劑(forlax)需溶解於足量的水分（約二〇〇毫升）製成懸浮液後服用，藉由氫鍵作用固定水分子，增加糞便的含水量。可能的副作用有：腹脹或同時有痛楚感、噁心、嘔吐。懷疑腸阻塞或診斷為不明腹痛症狀，不建議使用。因腹樂疏口服懸液用粉劑成分中含山梨糖醇，患果糖不耐症者不宜服用。

❸ 刺激性緩瀉劑：

如：樂可舒(bisacodyl)、便通樂(sennoside)，作用於腸道的神經叢增加腸道的蠕動，刺激腸內水分及電解質的分泌，通常於睡前服用，隔日早上便能見到效果。可能副作用有：腹痛、噁心、嘔吐。不建議連續使用一週以上。

68 消化不良怎麼辦？

銀髮族可能因為牙齦萎縮或牙齒脫落，導致食物未能充分咬碎和唾液混合就直接吞入胃內，再加上胃黏液分泌減少，腸胃道蠕動變慢，容易出現胃脹氣、「胃曹曹」、拉肚子的情形出現，或是進食很快有飽足感、食慾不振，甚至有噁心、嘔吐及食物逆流等現象。

功能性消化不良是指非器官病變引起的反覆性消化不良症狀，根據臨床統計，約占腸胃道系統疾病約二〇—四〇%，其中以老年族群為主，如此反覆持續的發作，嚴重影響老人家營養的吸收。

要是消化不良，應該如何處理呢？方法有：

❶ 日常生活方面注意事項

抽菸、喝太多酒，服用對腸胃道破壞的藥物也會引起或加重消化不良，除非必要否則應盡量避免或減少服用。如果生活壓力太大，也有可能引起腸

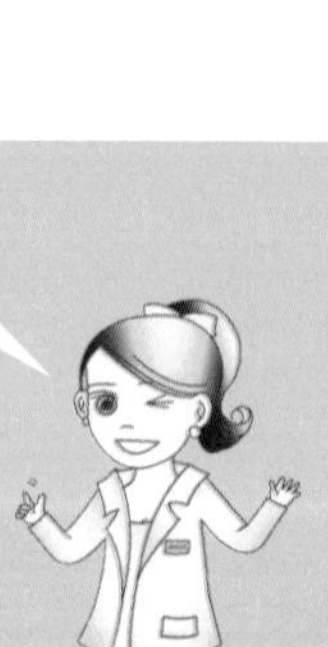

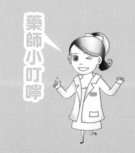

藥師小叮嚀

消化不良雖然不是嚴重疾病，當症狀持續或治療效果不佳時，就得請醫師治療及檢查，排除可能的胃腸疾病或心臟病，並給予適當的治療，同時配合改變生活習性和飲食方式，消化不良造成的腸胃不適，應可漸漸紓緩。

胃不適的症狀，此時可藉由運動或找尋適合自己的方式來紓解壓力。定期口腔檢查並積極治療牙齒的疾病，如有牙齒缺損要儘早裝置合適的假牙，也有助於改善消化不良。

❷ 在飲食方面

少吃油炸、煎炒、生冷、辛辣、高脂肪高蛋白食物。此外吃東西要細嚼慢嚥，切勿暴飲暴食，多吃蔬菜和高纖維食物，用完餐後盡量不要立即躺下，且應避免睡前吃東西。

❸ 藥物治療

目前對消化不良原因尚不明瞭，所以藥物治療還是以症狀治療為主。常用藥物有：

(1)含鎂鋁制酸劑：此類藥物能中和胃酸及緩解疼痛。

(2)胃酸分泌抑制劑：這類藥物可以減少胃酸分泌量。

(3)氫離子幫浦抑制劑：這一類的藥物能抑制胃酸分泌。

(4)腸胃蠕動促進劑：能加速食物通過胃及增加下食道括約肌收縮力。

(5)精神治療藥物：因為消化不良的病人常會合併憂鬱和焦慮，所以常會合併三環類抗憂鬱劑、選擇性血清抑制劑或焦慮劑。

69 什麼是攝護腺肥大？

惱人的攝護腺問題常常出現在五十歲以上的男性身上。

攝護腺又叫作前列腺，是男性才有的生殖泌尿系統，位於膀胱出口與尿道交界處，會因為年齡增長而日漸增生肥大，可能會壓迫到尿道，進而影響排尿功能。攝護腺肥大是男性老化過程中，無法避免的問題。

攝護腺肥大一般常見的症狀是小便開始時要非常用力，排尿中間會斷斷續續，尿完後會繼續滴尿。其他常見的症狀還有頻尿、尿急、夜尿等，嚴重者可能會造成膀胱發炎、血尿、排尿困難，甚至還有可能引發感染。攝護腺肥大是良性的增生腺瘤，原則上細胞本身的大小沒有改變，但是細胞的數目會變多增生。造成攝護腺肥大的原因目前還不是非常清楚，可能是和老化、男性荷爾蒙長期刺激、飲食習慣改變有關。

攝護腺肥大除了可以到醫院做肛門指診、尿液常規檢查、超音波等精密檢查之外，您也可以善用攝護腺症狀評分表來初步自我檢查。

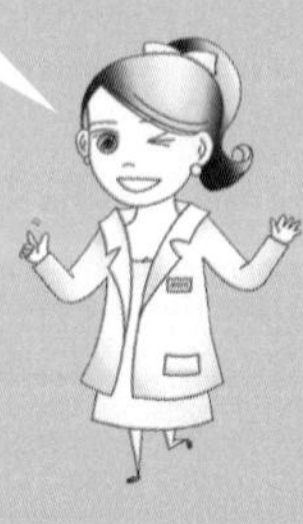

藥師小叮嚀

在高齡化的社會中，攝護腺肥大可以說是男性的長壽病，解尿困難、滴尿更是男性相當在意且難以啟齒的問題，加上礙於面子，降低就醫意願，因而延誤治療，並對平日生活造成極大的不便。因此，若發生排尿困難的症狀時，應儘速就醫並積極面對，如此才能

症　　狀	五次小便中，發生下列情形的次數
小便二小時內，是否又頻頻想小便？	
小便完時，感到膀胱內尿液尚未完全排盡？	
小便時，發生小便斷斷續續的次數？	
憋尿時是否感到有困難？	
常常感到排尿無力、尿流很弱？	
需要很用力才能將尿液排出？	
晚上睡覺時需要起床小便的次數？	
總次數	
總次數說明：0～7次，定期檢查；8～19次，儘快到醫院檢查及治療；20次以上，應立即就醫接受治療。	

保有良好的健康狀態
和生活品質。

70 如何治療攝護腺肥大？

攝護腺肥大的治療會依患者的症狀而有所不同，常見的治療方式為藥物治療、外科手術，或是綠光雷射氣化術都是不錯的治療選擇。目前口服藥物仍是最常使用的治療方式。

一般來說，藥物治療只能抑制攝護腺體的增生，基本上只是症狀治療，並不能使攝護腺體縮小。一當停用藥物後，攝護腺還是可能會繼續變大，因此患有攝護腺肥大的老年人需終身服用藥物。

不同的藥物有不同的作用，以下針對攝護腺肥大常見治療藥物簡單介紹：

❶ 甲型交感神經阻斷劑

常用藥有：可迅(doxazosin)、替你舒壓多莎(doxazosin)、替你舒壓(terazosin)、優列扶(silodosin)。這類藥物能夠舒張攝護腺和膀胱頸的平滑肌，可以減小尿道承受的壓力，因此可以增加排尿時尿液的流速，減少小

藥師小叮嚀

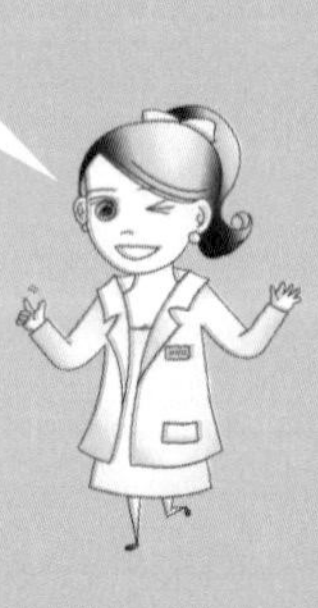

攝護腺肥大已是大多數男性必然要面對的一個過程，要如何讓老年人的生活更有品質、有尊嚴，需要鼓勵老年人以積極、正面的態度去面對，加強醫病之間的溝通，選擇適合個人的治療方式，以達最佳的治療效果。

便斷斷續續的情形。服用這類藥物可能會有暈眩、頭痛、頭重腳輕及疲倦的感覺，所以服用這類藥物後，身體姿勢的變化不要太快，以避免動作改變而導致的姿勢性低血壓。

❷ 男性荷爾蒙抑制劑

常用藥有：適尿通(dutasteride)。這類藥物能減少活性荷爾蒙分泌，讓肥大的攝護腺組織減少增生，甚至部分萎縮，以減少攝護腺對尿道的擠壓，增加尿液流速、降低尿滯留並緩解相關症狀。服用這類藥物可能會造成性功能障礙，甚至是勃起功能不良等，因此一直困惱著男性病患。另外，要注意的是這類藥物通常會經由皮膚吸收，因此懷孕或可能懷孕的婦女應該要盡量避免拿取或接觸此類藥物。

71 攝護腺肥大用藥時有什麼應該注意的？

六十三歲的林爺爺長年有攝護腺肥大的問題，前幾天因為感冒自行到藥局購買成藥服用。今天一大早，林爺爺出現解不出尿來的窘境，趕緊就醫急診。經過醫師的檢查，原來是林爺爺不小心服用了抗組織胺類的藥物，才會造成解不出尿的情形。

抗組織胺藥物會影響神經的作用，進而造成尿道通路縮緊，所以患有攝護腺肥大的老年人，感冒或腹瀉看醫師的時候，要記得主動告訴醫師，以避免開立抗組織胺藥物。

某日一大早，林爺爺準備要到公園散步做早操時，突然想起昨天晚上忘記服用攝護腺肥大藥物替你舒壓(**terazosin**)，所以出門前就把藥吃了，運動途中林爺爺感到一陣暈眩昏倒了，一起運動的人趕緊將林爺爺送醫急診。經醫師的檢查，原來是替你舒壓引發的不適症狀。

替你舒壓屬於甲型交感神經阻斷劑，除了能改善攝護腺肥大的症狀，這類

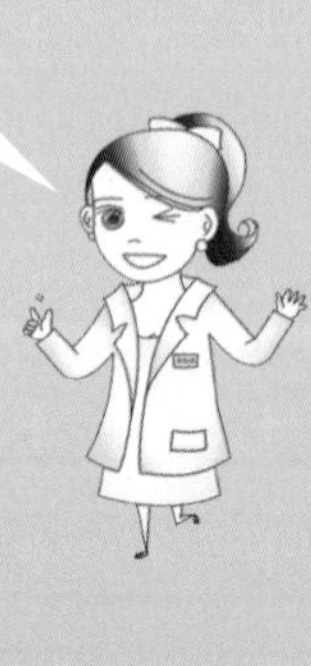

藥師小叮嚀

患有攝護腺肥大的老年人，日常生活中要注意下列細節：

1 要適度的喝水、少憋尿，不要因為怕小便困難而不敢喝水或憋尿。

2 不要久坐不動，因為久坐會使骨盆腔及下肢充血，造成攝護腺膨脹和尿道縮小，而使得排尿

藥物也具有降血壓的作用，所以使用時可能會有暈眩、頭痛、頭重腳輕及疲倦的感覺，建議在睡前使用。如果發生上述的症狀時，建議立即坐下或躺下，以避免因頭暈目眩而跌倒。

甲型交感神經阻斷劑藥物中，可迅持續藥效錠(doxazosin XL)為特殊劑型，服用時一定要整錠吞服，不可以嚼碎、撥半或者是磨碎，以免影響藥效。當身體吸收完有效成分後，空藥錠就會經由糞便排出，若您發現藥物外殼時，不需擔心。

更困難。

3 睡前避免飲用含有利尿作用的飲料（如：咖啡、濃茶）或喝酒，以減少夜尿的情形。

4 如有排尿不正常現象，應儘速就醫，以早期診斷，早日治療。

72 尿失禁可以治療嗎？

九嬸婆因為夜間頻尿的問題到醫院找婦產科醫師尋求解決，她告訴醫師說：「我半夜一直起來上廁所，幾乎每個小時就要起來小便一次，有時候很急，還沒來得及坐上馬桶，就不由自主的尿到褲子上了，實在令我非常困擾。」然後，九嬸婆很擔心的詢問醫師有藥可以醫嗎？

所謂尿失禁是指尿液在無法控制的情況下由膀胱向外流失，實際上尿失禁是症狀並非是診斷。此症狀經常發生在六十五歲以上的銀髮族，大約有一七—五五%的婦女及一一—三四%的男性有尿失禁的情形發生。

導致九嬸婆尿失禁的原因可能有：長期憋尿導致膀胱功能失調；因生產或難產經驗而造成骨盆底肌肉受傷；或因更年期缺乏荷爾蒙造成陰道和尿道黏膜萎縮老化。男性的銀髮族較常見尿失禁的原因為攝護腺肥大所引起（詳見問題69）。

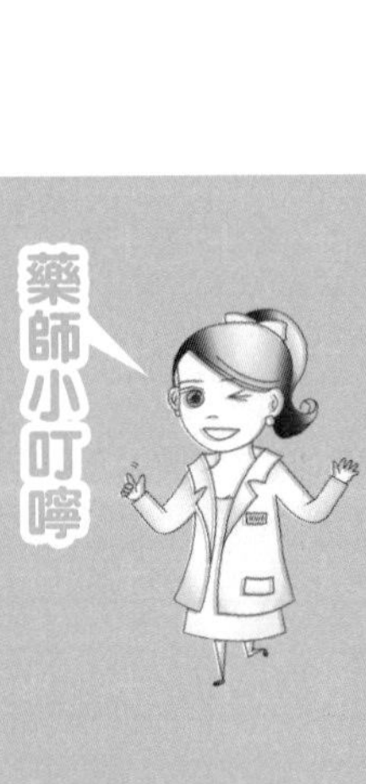

您懷疑自身有頻尿或尿失禁？可以上網自我檢測膀胱功能（網址：http://www.tcs.org.tw/tes）。即早發現，即早治療，才是保健的首要之道。

臨床治療尿失禁的方法包括：

物理復建、體外輔助治療、藥物治療及手術等。

❶ 物理復建

骨盆底肌肉收縮運動，又稱為凱格爾運動，在臺灣常稱它為「縮肛運動」。此運動是由凱格爾醫師於一九四八年所提倡的骨盆底肌肉收縮運動，可訓練骨盆底肌肉的韌性進而強化排尿的控制力，以改善漏尿的情形。

❷ 體外輔助治療

結合縮肛運動與神經調控儀器的治療方式。病人只須坐上診療椅，由專業護理師依病人個別的症狀，調整儀器的頻率和強度。每次療程約二十分鐘，每週二至三次，經過六至八週治療後就可以達到療效。

❸ 藥物治療

銀髮族常見的尿失禁症狀大多是屬於急迫性尿失禁，一般最常用抗膽鹼藥物作治療。因為有些婦女在停經後，血液中荷爾蒙的濃度大幅下降，使陰道、尿道、膀胱黏膜改變而導致尿失禁。所以，補充荷爾蒙也會對尿失禁有明顯的療效。但由於造成尿失禁的原因有很多，還要由醫師診斷後對症給予治療。因此，不可擅自購買不明藥物服用及聽信偏方。

❹ 手術

主要對象為對於嚴重尿失禁或縮肛運動治療無效的病人。

73 哪些藥會導致排尿不順？

九嬸婆在經過一段時間治療，夜間頻尿情形已不再發生。某天，她因為感冒自行去藥局買成藥服用後，隔日發生尿液滯留的情形。

一般市面上的綜合感冒成藥大多含有緩解鼻塞及流鼻水的交感神經作用劑或抗組織胺的成分，副作用就有尿液滯留。銀髮族的生理功能隨著年紀增長逐漸退化，相對的藥物在體內的代謝也比較慢，藥物停留在體內的時間較長，影響效果也較大。

臨床上容易有排尿不順副作用的藥品大致可分為五類：

❶ 利尿劑

因短時間內產生大量尿液，使老年人來不及排尿。

❷ 抗交感神經藥

如：替你舒壓錠(terazocin)及脈寧平(prazosin)，臨床上常見用於治療攝護腺

藥師小叮嚀

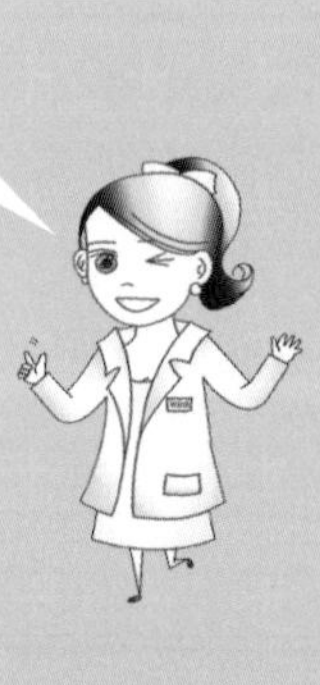

若您正在服用治療頻尿或尿失禁的藥品，千萬不可以自行購買成藥，以免因小失大，造成治療效果降低甚至讓症狀更加惡化。

當您服用藥品有任何不良反應時，無論藥品是自行購買的成藥或是醫師開立的處方用藥，皆應盡速

肥大。此類藥物會放鬆尿道括約肌收縮功能，特別是銀髮族婦女在運動、咳嗽及打噴嚏時造成尿液不自主流出。

❸ 第一代抗組織胺藥

如：柏那(diphenhydramine)、壓敏(chlorpheniramine)等。此類成分經常存在於藥局即可買到的綜合感冒藥水或綜合感冒膠囊內。這類藥物有降低膀胱收縮功能的副作用，因此容易造成銀髮族有尿液滯留現象。

❹ 長效型鎮靜安眠藥

如：丹祈屏(diazepam)、羅眠樂(flunitrazepam)等。這類藥物會使老年人感覺神經變得遲緩，而難以控制小便。

❺ 高血壓用藥

如：鈣離子阻斷劑及血管收縮素轉化酶抑制劑，副作用會造成膀胱收縮無力，而引起水分滯留體內及水腫等副作用，因此容易造成銀髮族有尿液滯留的情形發生。

告訴醫師或藥師，以尋求改善之道。

74 為什麼夜間會頻尿？

九孀婆每晚睡覺都得起來小便五、六次，大概每隔一個小時就得起來一次，使得九孀婆無法好好睡覺，而且每次尿量也不少，但在白天時卻沒有這麼頻繁。像九孀婆這樣的情形是不是喝太多水造成的？還是哪裡出了毛病？應該去看哪一科醫師作治療？

依據泌尿科臨床醫師的定義，如果白天解尿超過八次以上或晚上起身如廁超過一次以上，在醫學的定義就是頻尿。隨著年齡越大夜間頻尿的比率越高，大約有七〇%以上的老年人有夜尿的症狀；年紀超過八十歲以上，大約有八〇%的老年人一個晚上至少須起床如廁三次以上。

所以九孀婆的症狀應該是頻尿，要掛泌尿科或婦產科，請醫師加以診斷，再用藥物治療。

其實，老年人的夜間頻尿問題，男性患者大多是與攝護腺疾病有所關聯；女性患者則大多數是與骨盆腔內的肌肉鬆弛有關，通常初期症狀是以頻尿為主

藥師小叮嚀

當天氣變冷時，若有夜間頻尿的情形，應注意保暖，下床時不要立即起身，應沿著床邊緩緩站起，以避免跌倒，甚或因冷熱交替太快，而造成腦中風、心肌梗塞。

要徵兆，若未及時就醫，可能造成更嚴重的漏尿、尿失禁，甚至到排尿困難的地步。

另外，造成頻尿的原因，還可能是：泌尿道感染、尿路結石（詳見問題75）及糖尿病等。因此，早期發現及時就醫治療，才是正確的保健之道。

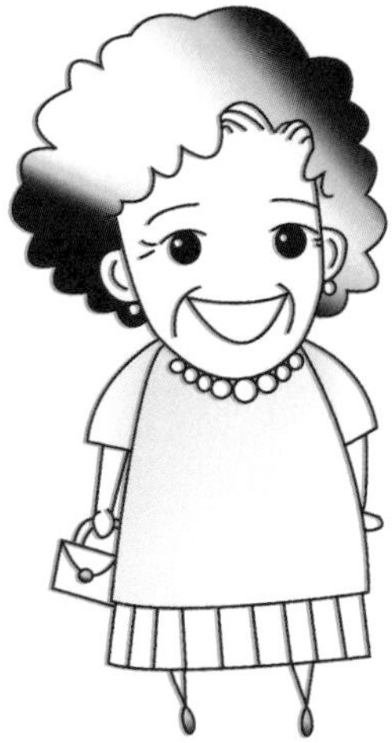

75 什麼是尿路結石？

七十八歲的林爺爺平時有服用鈣片的習慣，林爺爺覺得自己膝蓋情況比較差，就把鈣片當作糖果一樣，三不五時就來個幾顆。最近一直覺得反覆性的腰酸背痛，因此又增加了鈣片的用量。有一天，突然腰部劇烈疼痛，尿中有血絲，立刻前往醫院，經醫師初步診斷為尿路結石。

什麼是尿路結石呢？

簡單的說，就是在泌尿道系統，如：是腎臟、輸尿管、膀胱、尿道中有尿液無法融解的結晶物質沉積，造成堵塞，就是尿路結石。尿路結石主要會引起的症狀有腰部劇烈或慢性、間歇性的疼痛、血尿、排尿不順，進而引起尿道感染，更嚴重會損害腎功能，因此尿路結石是令人不能輕忽的疾病。

為什麼會尿路結石呢？

尿路結石常見類型為腎結石約占五〇％，好發於三十至五十歲的男性，原

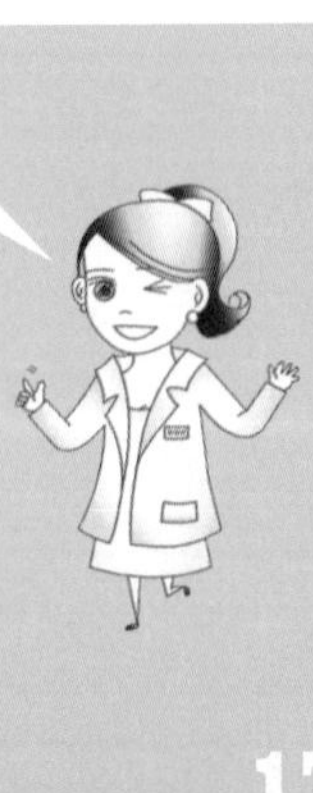

藥師小叮嚀

尿路結石除了會引起疼痛不舒服之外，還有可能造成不可回復的腎臟功能損害以及嚴重的感染，因此一旦有腎絞痛、腰部疼痛、排尿不順的情形時，不要迷信民俗療法，一定要趕快就醫，經由醫師專業的診斷來決定治療的方式，以免造成更嚴重的傷害。

因多是：當天氣熱，汗流得多，水喝得少，又常憋尿，長期下來就容易形成結石。但老年族群常見的類型為膀胱結石或尿道結石，可能原因為膀胱功能退化、攝護腺肥大。

結石的成因也跟飲食習慣很有關係，以李爺爺來看，補充過量的鈣質也會提高尿路結石的風險。衛生署建議每人每日最高鈣質攝取量為二五〇〇毫克。因此在服用補充鈣質相關的保健食品，如：鈣片、魚肝油及維生素D時，一定要遵從建議用量，才不會造成尿液中有過多容易沉積的物質，引發結石。

因此要如何預防尿路結石呢？

❶ 要多喝水。一天喝三千毫升以上的開水，保持一定的尿量；❷ 要常上廁所。一、二個小時就該解一次小便，讓尿液不被過量的濃縮；❸ 要多運動。保持輸尿管的蠕動，可以減少結晶物質的沉澱；❹ 減少高蛋白食物的攝取，像是內臟、豆類、海鮮、魚皮等；❺ 減少草酸的吸收。過多的草酸可能與鈣質結合形成草酸鈣結石，建議曾有草酸鈣結石的病患盡量避免吃草酸含量較高的食物，如：茶、菠菜、芹菜、芥蘭菜等。

76 治療尿路結石的藥有哪些？

尿路結石的治療方式會依照結石的大小、種類以及病患症狀決定，一般來說結石的直徑在〇・四公分以下，經由多喝水或服用藥物，有八成以上會自己排出；結石在〇・五公分以上或是已經造成尿道阻塞的時候，應該要積極的進行治療。

目前來說，尿路結石治療方式主要有藥物治療、體外震波碎石術、輸尿管鏡碎石術、經皮腎造瘻截石術或開刀手術。

在藥物治療方面，由於尿路結石常會造成病患疼痛難耐，主要會先給予止痛藥，像是非類固醇消炎劑、普拿疼；如果沒那麼痛的話，會給予尿道解痙劑如：補斯可胖(**scopolamine**)。緩解了疼痛以後，可以根據結石種類的不同，給予不同的藥物來幫助結石的排出。

結石種類主要分為三種：第一種是鈣結石，占了尿路結石八〇%以上，其主要成分為草酸鈣或磷酸鈣。尿鈣過高是由於腎臟吸收功能不佳引起的尿路結

藥師小叮嚀

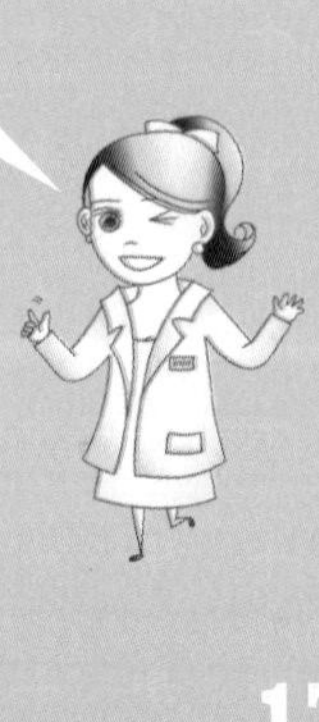

隨著時代的進步，治療尿路結石的方式愈來愈多元化，成功率也愈來愈高，因此一旦有尿路結石，要相信醫師的診斷及配合治療，這樣才能避免疾病惡化，造成終身的遺憾。

石，會給予苯噻(thiazide)類利尿劑治療，如：致爾尿(hydrochlorothiazide)或壓宜寧(trichlormethiazide)來幫助鈣質的再吸收；高草酸尿症，則可以給予碳酸鈣，可以跟腸中游離草酸結合來降低尿中草酸濃度。

第二種是胱胺酸結石，較少見，常因尿液胱胺酸排泄增加而形成結石，主要治療方法為鹼化尿液，可給予檸檬酸鉀(potassium citrate)鹼化尿液，增加胱胺酸的溶解度。

第三種是尿酸結石，由於病患常同時患有痛風，需減少普林類食物（如：內臟類、醱酵類食物、牡蠣、沙丁魚、香菇等）的攝取，減少尿酸結石的方式也是鹼化尿液，可給予檸檬酸鉀或是碳酸氫鈉(sodium bicarbonate)。

77 哪些藥會導致尿路結石？

三舅婆一直覺得胃不舒服，因此去掛腸胃內科，拿了胃藥緩解不舒服的情形。她的兒子很孝順，認為三舅婆的膝關節不好，所以買了鈣片給她長期服用。三舅婆同時服用胃藥與鈣片，經過三個月後，三舅婆如廁解小便時感到疼痛，並且出現血尿的情形。緊急就醫，經過醫師利用超音波檢查後發現，三舅婆的腎臟內有一顆三公分大小的結石。後來仔細詢問三舅婆平常服用的處方及非處方用藥得知，是長期一起服用鈣片與胃藥所導致。

因為胃藥成分裡的鎂離子和鋁離子，會和鈣產生作用。由於銀髮族隨著年紀增長，腎臟排泄的功能漸漸退化，若又長時間憋尿、不喝水，結石在腎臟內會越來越大。

在補充鈣片時，建議避免與胃藥及含草酸的食物一起服用（如：芹菜、菠菜、香菜、韭菜、青椒、茄子、甘藍、藍莓、紅葡萄、葡萄乾、橘子、豆腐、草莓、甘薯、茶、巧克力、可可、生啤酒等食物都是草酸含量較高的食物），

藥師小叮嚀

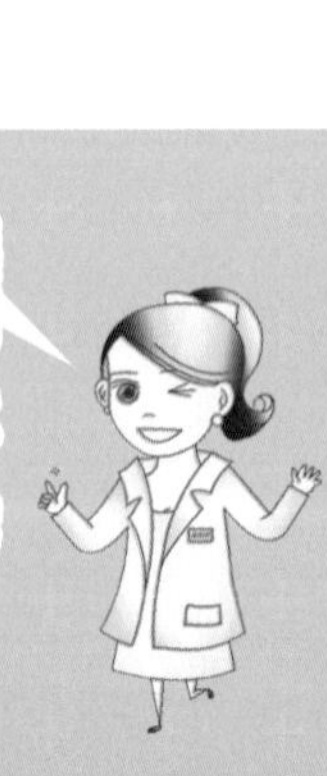

雖然說多喝水可以預防尿路結石，但是，也不可過量補充水分，可能造成頻尿問題，嚴重的話會有水中毒現象。每天至少要喝二公升的水，每次大約二〇〇至三〇〇毫升。適時適量補充水分才是正確的預防保健之道。

建議兩者之間應至少間隔二小時。

造成尿路結石的藥品還包括：鈣片與維生素D併用。根據二〇〇六年美國《新英格蘭醫學雜誌》刊載「鈣片加維生素D與骨折之危險性分析研究」，研究結果顯示長期服用鈣片和維生素D的六十歲以上婦女，在預防全身性各類骨折方面，並沒有統計上的差異，但是確會產生腎結石的副作用。

多喝水，才是預防尿路結石的不二法門！

78 退化性關節炎的症狀有哪些？

六十五歲的劉媽媽務農，平時身體狀況不錯，自四十歲開始血中尿酸一直在九・○mg／dL以上（正常尿酸值：男性小於七・○mg／dL，女性小於六・○mg／dL），因為沒有症狀，所以一直不在意。五年前，劉媽媽的兩個膝蓋開始痠痛，但仍然每天去菜園，從事勞動工作，搬運農作物。最近因右膝疼痛越來越厲害，懷疑會不會是痛風，因此到醫院求診。經過問診，拍攝X光及抽血檢查，醫師診斷為退化性關節炎。

根據流行病學統計，五十五歲以上的人口中約有二五%的人患有退化性關節炎，盛行率隨著年齡增加而上升，且通常女性比男性發生率高。引起退化性關節炎的原因與肥胖、關節曾受過傷或動過手術、長期蹲著做事等因素有關。

常言「活動活動，活著就要動」，而身體活動，關節亦隨著不斷活動。軟骨有如塗敷在硬骨表面的一層「釉」，有保護、滑潤關節活動及分散關節壓力的作用。隨著關節不斷活動，軟骨的表面也會不斷磨損，一旦軟骨成分散布在

藥師小叮嚀

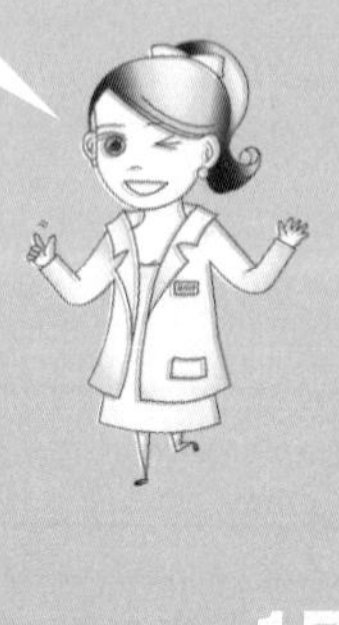

輕微的退化性關節炎可採取保守的療法，也就是減少膝關節的負荷，如：減少上下樓梯的次數，少去爬山，少做蹲的動作或劇烈運動（如：跑步）。但維持適度的運動仍有必要。維持適度運動的目的主要有三：

1 維持或增加關節的活動度；

關節間，對關節內側的滑液膜造成刺激，便產生分解磨耗物的酵素，對滑液膜造成刺激而生疼痛，導致發炎現象。

初期症狀是早晨起床後，關節會感到僵硬，活動後僵硬情況緩解，但隨後變成痠痛症狀出現；隨著病程發展，關節僵硬及疼痛感更加嚴重，甚至會有紅腫的症狀產生。

2 增加膝關節的肌力與耐力；

3 協調能力與平衡能力的訓練。

當症狀持續惡化時，適時求醫，才能防範退化性關節炎過快惡化。

79 治療退化性關節炎的藥物有哪些？

退化性關節炎的治療，可分為非藥物治療與藥物治療兩種。

非藥物治療方面，可以減少關節的使用頻率，做適當的復健運動，進行肌力訓練，以減輕關節的負擔。但是，當保守療法及藥物都沒辦法消除疼痛時，就需要手術治療。手術治療包括關節鏡手術、截骨矯正手術、人工關節置換等。

而藥物治療方法，主要有四種：

❶ 外用藥膏

含有〇・〇二五—〇・〇七五%辣椒素的乳膏，每天使用三至四次，能降低膝關節的疼痛，但卻有刺激黏膜的副作用。

❷ 乙醯胺酚(acetaminophen)、非類固醇抗發炎藥物(NSAIDs)及環氧合酶-2抑制劑(cox-2 inhibitor)等口服止痛劑

治療目標是減緩疼痛，但須注意藥物引起的副作用。乙醯胺酚也就是俗稱

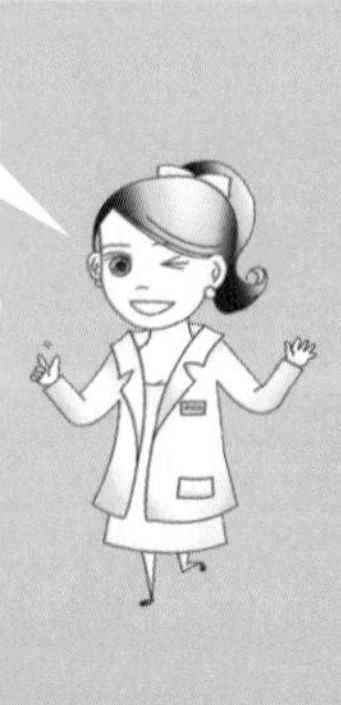

藥師小叮嚀

藥物治療除了減緩疼痛的藥物外，對軟骨具保護作用的處方藥僅有單方的葡萄糖胺。六十歲以上膝關節炎病患，經醫師診斷符合健保給付的病況，且症狀持續六個月以上，才可開立葡萄糖胺，不需自費購買。

健保給付的硫酸鹽葡萄糖胺(glucosamine

普拿疼的止痛成分，多種成藥中都含有此成分，常見重複使用而過量，導致肝中毒現象。建議成人一天最高劑量為四〇〇〇毫克。長期使用非類固醇抗發炎藥物可能會造成消化道潰瘍或出血。選擇環氧合酶-2抑制劑較無造成胃腸潰瘍的風險，但須注意的是長期服用可能增加心血管疾病的機會。

❸ 關節內注射劑

常用的藥物是玻尿酸及類固醇。玻尿酸的治療作用是增加關節液的黏稠度和關節潤滑作用，建議每週注射一次，所需療程約三至六週。類固醇的關節內注射能有效緩解疼痛，但對於注射頻率及劑量應特別注意，建議一年最好不要超過四次。

❹ 葡萄糖胺及軟骨素

葡萄糖胺屬於軟骨保護劑，可以增加骨骼關節液的黏稠與潤滑性，透過關節的代謝正常化，保護骨骼之間不至於因為摩擦而受損。軟骨素可以滋養軟骨，補強葡萄糖胺作用不足的地方。根據研究指出二者能有效改善症狀，且合併使用比單獨使用更有效。

sulfate)劑量及療程為：每日最大劑量為七五〇毫克；若病情需要增加劑量，則需事前審查，經健保局核准後使用。每一療程最長十二週，每次處方均須記錄用藥史及評估指數，療程結束後評估療效。效果不佳者應即停用；如症狀確有改善，須停藥三個月，才可開始另一療程；每年最多二療程。

80 葡萄糖胺製劑都能治療退化性關節炎嗎？

劉媽媽被診斷為退化性關節炎後，醫師開立非類固醇抗發炎藥物給她服用，鄰居也熱心的介紹她喝葡萄糖胺液，另外，她孫子從美國帶「維骨力」回來給她，讓她長期服用。她不禁懷疑吃這麼多，到底有沒有效？

市面上的葡萄糖胺製劑都能有效治療退化性關節炎嗎？根據發表於二○○六年《新英格蘭醫學雜誌》的研究指出，將一千五百四十三位四十歲以上病人隨機分成五組，分別使用安慰劑、非類固醇抗發炎用藥希樂葆(celecoxib)、鹽酸鹽葡萄糖胺、硫酸軟骨素及硫酸鹽葡萄糖胺合併使用硫酸軟骨素等產品，持續使用二十四週，結果發現，鹽酸鹽葡萄糖胺對於膝蓋疼痛的改善與安慰劑比較並沒有顯著差異；硫酸軟骨素則能有效改善膝關節腫脹的症狀；對於中、重度膝蓋疼痛的病人合併使用硫酸鹽葡萄糖胺及硫酸軟骨素能有效改善疼痛。研究人員強調，因為樣本數太小，在統計上無法確認結論的正確性。因此，研究人員建議可先用三個月觀察症狀是否改善，如果有效，再繼續使用。

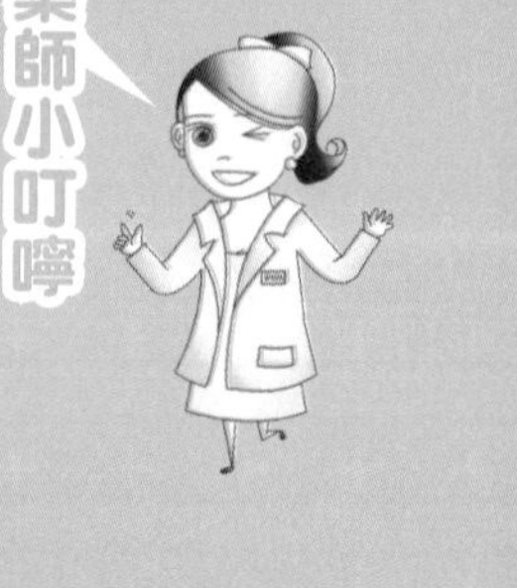

硫酸鹽葡萄糖胺建議於飯前十五分鐘服用，療效約在二至三星期後出現，故初期（約前二週）可併服消炎鎮痛藥，以減輕患者疼痛。

另外，根據一項持續服用葡萄糖胺製劑三年的研究顯示，硫酸鹽葡萄糖胺能延緩退化性關節炎的病程發展。

行政院衛生署也曾提醒民眾，不含鹽基的葡萄糖胺(glucosamine free base)及鹽酸鹽葡萄糖胺二種以食品級列管，不得宣稱療效；硫酸鹽葡萄糖胺(glucosamine sulfate)以藥品級列管。這也表示，並不是所有葡萄糖胺製劑都有療效，民眾購買時應詳細確認產品成分及許可證號。

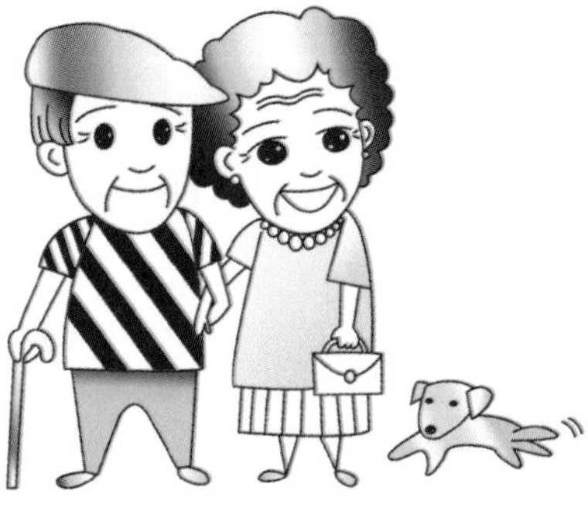

81 骨質流失就會得骨質疏鬆症？

人體骨質自三十五歲以後就不斷流失，臺灣地區六十五歲以上人口，每九人就有一名骨質疏鬆患者，女性每四名就會有一位。在日趨高齡化的社會，骨質疏鬆症的照護將是未來醫療照護的重要議題。

患骨質疏鬆症，人體便如海沙屋一般，外表光鮮亮麗，但只要小小的震動天花板就一塊一塊掉下來了。骨密度檢測最常用來診斷骨質疏鬆症，一般而言較同年齡健康女性超過二・五個標準差的骨密度，就稱為骨質疏鬆。

骨質疏鬆症的危險因子可分為「不可控制因素」及「可控制因素」兩類。

不可控制因素有：❶女性；❷年齡超過七十歲；❸已達更年期或已停經；❹家庭成員有人患骨質疏鬆症；❺身材和體格特別矮小。

而可控制因素有：❶鈣質攝取不足；❷吸菸；❸飲酒過量；❹缺乏運動；❺長期攝取大量咖啡。

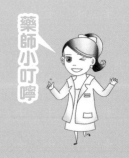

藥師小叮嚀

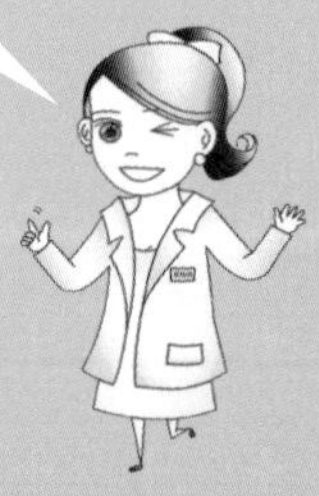

要預防骨質疏鬆平時需要適當的戶外運動並攝取足量鈣質，戒除抽菸與酗酒的壞習慣，若懷疑自己骨質疏鬆則可以由醫師安排骨密度檢查來診斷。

在日常生活中有哪些方法可以預防骨質疏鬆症？建議：

❶ 養成規律運動的習慣

最好的運動為包含牽動、拉動和某種程度擠壓長骨的運動，如：步行、慢跑、騎單車、越野步行、划船等。但患有關節炎者，應避免負重並與醫師討論適合自己的運動，以制定適當計畫。

❷ 適當日曬

適度的戶外運動是必要的，因陽光能幫助身體產生維生素D，維生素D不僅加強腸道對鈣的吸收，也可以使骨骼再造速度加快。

❸ 鈣質的攝取

每日鈣質攝取量，成年人為六〇〇毫克；哺乳或懷孕後期婦女為一一〇〇毫克；更年期婦女為一五〇〇毫克；男性青少年為八〇〇毫克；女性青少年為七〇〇毫克。可以多攝取牛奶及乳製品及含鈣量高的食物，如：小魚乾、吻仔魚、鮭魚、沙丁魚、金勾蝦、蝦皮、傳統豆腐、豆干、黃豆、海帶、紫菜、芝麻、深綠色蔬菜等食物。

❹ 戒除不良的嗜好

吸菸、酗酒會干擾造骨細胞的活力。女性吸菸者會提早停經，造成女性荷爾蒙不足；而酗酒者的飲食不均衡，兩者皆易增加罹患骨質疏鬆症的風險。

82 治療骨質疏鬆的藥品有哪些？

市面上常見治療骨質疏鬆症的藥品大致有雙磷酸鹽藥物、選擇性雌激素受體調節劑、抑鈣素等。此外，也可以使用維生素D或是鈣片等輔助性保健食品或是食品進行輔助療法。

❶ 雙磷酸鹽藥物

雙磷酸鹽藥物是目前治療骨質疏鬆，防止骨折的主流用藥，有些人使用雙磷酸鹽藥物之後，會出現胃腸不適症狀。雙磷酸鹽藥物可能引起的其他副作用還有骨骼、關節或肌肉疼痛，這些症狀通常是發生在剛開始服藥的時候，屬於急性期反應，只要繼續用藥一陣子，症狀就會緩解。

為了確保雙磷酸鹽藥物被充分吸收，通常會建議空腹一大杯開水吞服藥物，並且在服藥之後，無論坐、站或走路，要保持挺直的姿勢至少三十分鐘。這一類藥物用於治療骨質疏鬆，主要有口服及注射兩種，衛生署核准

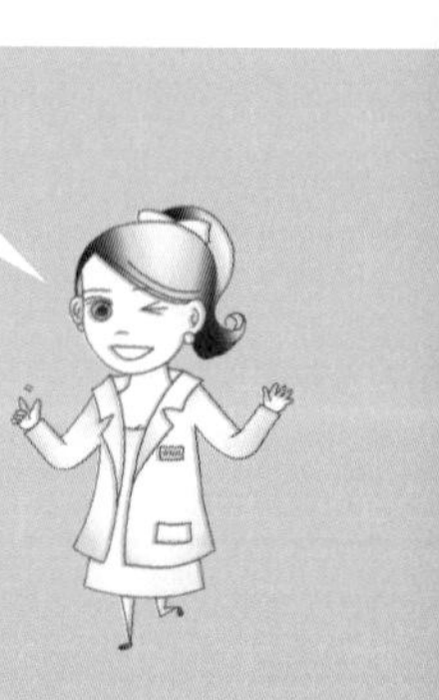

藥師小叮嚀

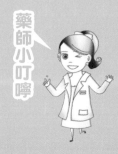

為避免老人家忘記服藥，因此現在越來越多骨質疏鬆治療藥品趨向一星期、一個月，甚至是一年施打一次。真可謂銀髮族的福音啊！

的口服雙磷酸鹽藥物，包括福善美(alendronate)、安妥良(risedronate)，每天或每週吃一次；注射型的雙磷酸鹽藥物則有三個月施打一次的骨維壯(ibandronate)及每年注射一次的骨力強(zoledronic acid)。

❷ 選擇性雌激素受體調節劑

鈣穩(raloxifene)可有雌激素的效果，減少骨質流失，增加骨質密度，有效降低骨折發生率。

❸ 抑鈣素

抑鈣素用來治療停經後女性的骨質疏鬆，可以減緩骨骼的溶蝕作用。有兩種型態的藥劑，一種是注射型，另一種為鼻噴劑，而密鈣息鼻噴劑(calcitonin)比較常使用。對因為骨質疏鬆而骨折的病人來說，抑鈣素還同時具有減輕疼痛的效果，且安全性高。鼻噴劑的抑鈣素可能引起的副作用是鼻腔發炎不適。

83 治療骨質疏鬆的藥品會造成牙齒壞死？

七十三歲的許奶奶因為骨質疏鬆症服用福善美(alendronat)治療已經二年多，前兩天覺得牙疼，前往牙醫診所就診進行拔牙手術，沒想到二個月後，傷口潰爛發炎有化膿出血及下顎骨萎縮的現象，醫師診斷為下顎骨骨髓炎與壞死，治療一年半才恢復，不過咀嚼能力已大不如前。

像許奶奶這樣的案例並非個案！自民國九十四年起，衛生署就多次發布雙磷酸鹽類骨鬆藥品，如：福善美、骨力強注射液(zoledronic acid)、骨維壯注射劑(ibandronate)等的相關警告，公告該類藥品說明單應加刊「使用雙磷酸鹽藥品曾有非典型股骨骨折案例報告，病患使用此類藥品後，若感覺大腿或鼠蹊部疼痛，醫師應評估是否為股骨骨折」之警語。

福善美是臨床最常使用治療骨質疏鬆的口服雙磷酸鹽類藥品，除了上述藥物安全警訊之外，還要提醒大家福善美的特殊用法：

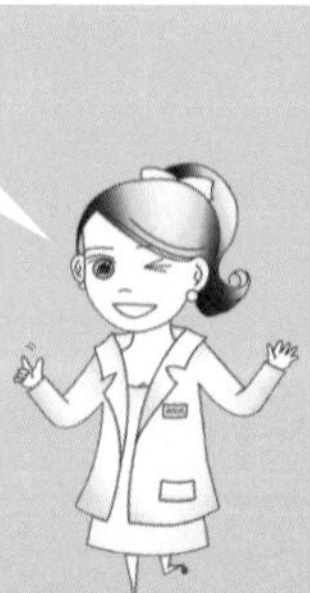

藥師小叮嚀

目前雙磷酸鹽類是治療骨質疏鬆最常用、有效的藥品，雖有非典型股骨骨折的案例，不過，民眾也不必過度恐慌。一般洗牙或根管治療並不受影響，但若需要進行拔牙或植牙手術，請告知醫師有使用此類藥品的紀錄，請醫師評估治療方式，避免顎骨壞死。

❶每週使用一次，每次一錠，在早晨起床後空腹以一整杯（一八〇至二四〇毫升）的白開水併服。不可與咖啡、茶、牛奶或果汁併服，因為會大大減低藥效。

❷本藥應整粒吞服，不可咀嚼，以免造成口咽部位的潰瘍。

❸在服用後至少三十分鐘內不能躺下，避免對食道的刺激。若是無法採坐姿服藥的民眾，則建議改以針劑雙磷酸鹽類藥品治療。

❹服用後半小時才能進食、喝飲料或服用其他藥物。

❺若忘記服藥，則於當日停藥，應在想起來後的隔天早晨補服一錠福善美，再根據原先排定的日期服用下一次的藥。要特別注意：同一天內不可服用二錠藥錠。

84 造成老人跌倒的藥有哪些？

八十歲的李爺爺患有高血壓，也因為失眠的問題服用安眠藥。今天一大早，李爺爺跟著大家到公園散步做早操，不小心滑了一跤，一起運動的人趕緊將李爺爺送醫急診。一照X光，李爺爺的胸椎出現壓迫性骨折，雖毋須手術，但是劇烈的背部疼痛卻讓李爺爺坐立難安、吃不下飯。

老年人常常會有跌倒的情況發生，發生原因可能是關節炎、關節退化、視力退化、視力模糊、姿勢性低血壓等情況造成。因此，家中的環境布置，室內應盡量保持充足照明、保持地面乾燥、地面上避免堆放雜物；不穩固的樓梯或不平整的地板應修整，以減少老年人跌倒的機會。

此外，若長者服用一些藥品，也容易造成暈眩或姿勢性低血壓，而致跌倒。這些藥品像是：老年人最常用的降血壓藥品、青光眼的藥品、憂鬱症治療藥品、安眠藥、鎮靜劑、治療心律不整的藥品等等。使用這些藥品前，要仔細看清楚用藥注意事項，謹慎服藥。

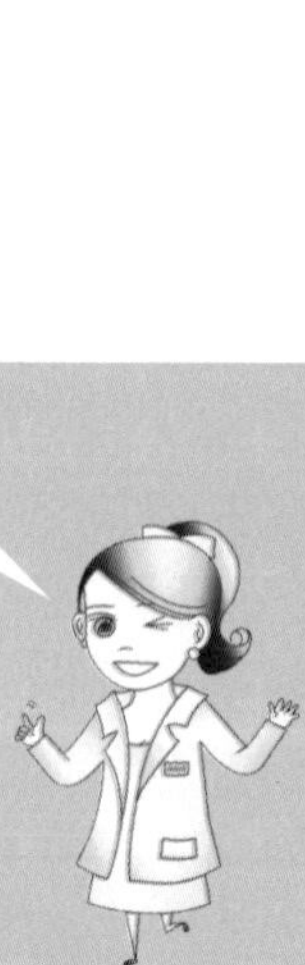

藥師小叮嚀

預防跌倒的方法必須由外而內，外部改善：先從居家或照護環境著手，無障礙的空間設計，避免有高低落差的擺設，或在浴室加裝防滑墊。內在因素：可請藥師協助檢視及提醒易致跌藥品，若服藥後有不舒服現象，建議與醫師討論或諮詢藥師。

易致跌藥品

藥名	藥品用途	造成至跌的危險因子
安定文錠 (Lorazepam)	抗焦慮劑	1, 3, 4, 5, 6, 8, 10
煩寧錠 (Diazepam)	抗焦慮劑	1, 3, 4, 5, 6, 8, 10
贊安諾錠 (Alprazolam)	抗焦慮劑	1, 3, 4, 5, 6, 8, 10
施寧錠 (Haloperidol)	抗精神病用藥	1, 2, 3, 4, 5, 7, 8, 10
使得安靜 (Trifluoperazine)	抗精神病用藥	1, 2, 3, 4, 5, 7, 8, 10
穩舒眠 (Chlorpromazine)	抗精神病用藥	1, 2, 3, 4, 5, 7, 8, 10
拉勞克思糖衣錠 (Amitriptyline)	抗憂鬱劑	1, 3, 4, 5, 7, 8, 9, 10
威克倦持續性藥效錠 (Bupropion)	抗憂鬱劑	1, 2, 3, 4, 6, 7, 8, 9, 10
美舒鬱 (Trazodone)	抗憂鬱劑	1, 2, 3, 4, 7, 8, 10
樂活優口溶錠 (Mirtazapine)	抗憂鬱劑	1, 3, 4, 5, 6, 8, 9, 10
神寧健膠囊 (Doxepin)	抗憂鬱劑	1, 3, 4, 5, 7, 8, 9, 10
妥富腦糖衣錠 (Imipramine)	抗憂鬱劑	1, 3, 4, 5, 7, 8, 9, 10
惠氏速悅持續性藥效膠囊 (Venlafaxine)	抗憂鬱劑	1, 3, 4, 5, 7, 8, 9
苯巴比妥錠 (Phenobarbital)	抗癲癇用藥	1, 2, 3, 4, 5, 8, 10
利福全錠 (Clonazepam)	抗癲癇用藥	1, 3, 4, 5, 6, 8, 10
癲通錠 (Carbamazepine)	抗癲癇用藥	1, 3, 4, 5, 6, 7, 8, 10
冠達悅歐樂持續性藥效錠(Nifedipine)	降血壓用藥	1, 3, 4, 5, 7, 9, 10
舒壓寧錠 (Metoprolol)	降血壓用藥	1, 2, 3, 4, 5, 9, 10
康肯 (Bisoprolol)	降血壓用藥	1, 2, 3, 4, 5, 9, 10
達利全錠 (Carvedilol)	降血壓用藥	1, 2, 3, 4, 5, 9, 10
思特來錠 (Propranolol HCl)	降血壓用藥	1, 2, 3, 4, 5, 9, 10
脈優錠 (Amlodipine Besylate)	降血壓用藥	1, 3, 4, 5, 7, 9, 10
心施德錠 (Acebutolol)	降血壓用藥	1, 2, 3, 4, 5, 9, 10
天諾敏錠 (Atenolol)	降血壓用藥	1, 2, 3, 4, 5, 9, 10
鹽酸嗎啡錠 (Morphine)	嗎啡類止痛劑	1, 2, 3, 4, 5, 6, 7, 8, 9, 10
磷酸可待因錠 (Codeine)	鎮咳止痛劑	1, 2, 3, 4, 5, 6, 7, 8, 9, 10
悠樂丁錠 (Estazolam)	鎮靜安眠劑	1, 3, 4, 5, 6, 8, 10
酣樂欣錠 (Triazolam)	鎮靜安眠劑	1, 3, 4, 5, 6, 8, 10

危險因子代碼

1 = 藥品可能會引起鎮靜/疲勞/昏睡　2 = 藥品可能會引起警覺性降低
3 = 藥品可能會引起姿勢性低血壓　4 = 藥品可能會引起頭昏眼花
5 = 藥品可能會引起神經肌肉功能降低／運動失調
6 = 藥品可能會引起記憶力降低／認知退化
7 = 藥品可能會引起視力下降　8 = 藥品可能會引起精神紊亂
9 = 藥品可能會引起心律不整　10 = 藥品可能會引起暈厥

85 什麼是糖尿病？

隨著年齡的增加，對葡萄糖耐受性逐漸變差，而胰島素分泌也相對減少，因此六十五歲以上老年人約有一〇—二五%患有糖尿病。

糖尿病就是人體無法有效利用體內葡萄糖，導致過多的葡萄糖由尿液排除，形成尿液中有葡萄糖的一種疾病。糖尿病主要症狀就是「三多一少」：多吃、多喝、多尿，但是體重卻減少。當人體無法利用體內葡萄糖轉變為能量時，就會產生飢餓感，導致多吃；當血中葡萄糖增加時，血液滲透壓升高就會誘發口渴，導致多喝；而水分累積太多在體內，必須藉由排尿排出體外，導致多尿；因無法有效利用體內葡萄糖，導致能量不足，身體開始消耗脂肪，補充不足的能量，導致體重下降。

人體胰臟製造的胰島素可以調控體內葡萄糖的利用，當胰島素失去原有的功能時，體內葡萄糖的利用就會失去平衡，導致糖尿病的發生。

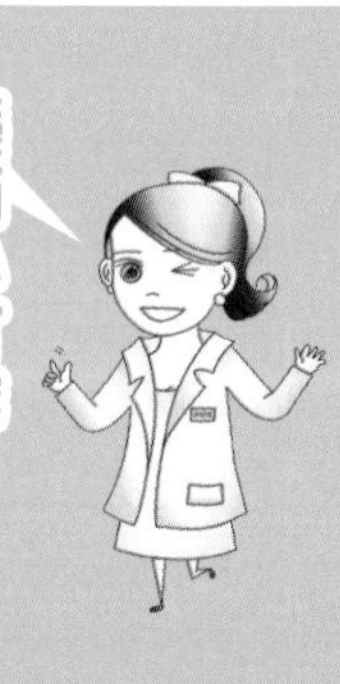

藥師小叮嚀

雖然目前糖尿病為不可治癒的疾病，但是可以透過藥物，結合飲食及運動，達到妥善控制疾病的目標。糖尿病並不可怕，可怕的是未妥善治療帶來的併發症，如血管硬化導致心血管疾病或高血壓、腎病變、末梢神經病變等等。只要病情控制在良好情況下，糖尿糖尿病主要分成兩種類型：

❶ 胰島素依賴型糖尿病

此型病人的胰臟不製造或僅製造少量胰島素，常發生在兒童或三十歲以下年輕人，又稱幼年型糖尿病。

❷ 非胰島素依賴型糖尿病

此型病人的胰臟會生產胰島素，但胰島素無法發揮正常的功能，常發生在三十歲以上年輕人，又稱成年型糖尿病。

胰島素依賴型糖尿病藥物治療，以補充胰島素為主。胰島素依作用時間分類，可分為短效、中效、長效及混合型等四種。非胰島素依賴型糖尿病藥物治療，主要分為抑制醣類在腸胃道吸收、增加胰島素敏感性等。用藥原則為先以一種藥物控制血糖，如控制良好則維持單一藥物使用；如控制不良再加入其他藥物協助；最後如果無法控制則需輔以胰島素治療。

在所有的藥物治療中，必須注意的副作用就是發生低血糖情形。因為低血糖會導致病患昏迷，如不緊急治療，重則可能危及生命安全。

病患者的生活與一般人是沒有兩樣的！

86 血糖如何正確測量？降血糖藥何時服用最佳？

血糖不穩的現象又分為低血糖及高血糖。低血糖的症狀有手抖、冒冷汗及飢餓感，嚴重時可能喪失意識而昏迷；高血糖的症狀包含極度口渴與飢餓，有時候還有多尿的情況。建議糖尿病友應該養成「每日定時量血糖」的好習慣，確保血糖控制穩定，也能預防併發症產生。建議測量血糖的時機有：❶飯前；❷進食後二至三小時；❸運動後二至三小時；❹使用胰島素後二至三小時。因為這些時間點都是血糖值變化較大的時候。

餐前血糖值應小於一一〇mg／dL，餐後血糖值應小於一四〇mg／dL。另外，應定期到醫療院所監測糖化血色素值評估長期血糖控制效果（糖化血色素值應小於六%）。常用降血糖藥及正確的服用時間如下：

❶ 磺醯尿素類(Sulfonylureas)

包括：瑪爾胰(glimepiride)、岱蜜克龍(gliclazide)和滅糖尿錠(glipizide)。這類口服降血糖藥又稱為「胰島素促泌劑」，顧名思義是「幫助胰臟製造更多的胰島素」，達到血糖降低的效果。這類藥品建議在飯前服用，因為食物會降

藥師小叮嚀

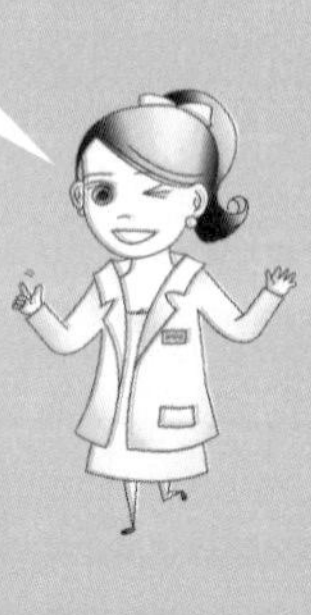

測量血糖時注意事項：

1 測量前，應用肥皂和溫水徹底洗淨雙手並擦乾。

2 血糖儀應存放於室溫下，定期檢查感應器和試紙的有效期限。

3 只能使用乾淨、未用過的刺血針與血糖儀適用的試紙。

4 建議每天確實記錄

低及延後此類藥物吸收。於餐前服藥者，服藥後請記得於一小時內進食，以免反而引發低血糖現象。

❷ 美格替耐類(meglitinides)

如：諾和隆錠(**repaglinide**)，作用為促進胰島素的分泌。這類藥品作用快且身體利用的速度也很快，大部分在服用諾和隆錠一小時後即可降低血糖，並於三至四小時後從血中代謝，因此建議病友在餐前三十分鐘內吃藥較佳。

❸ α-葡萄糖苷酶抑製劑(alpha-glucosidase inhibitors)

如：醣祿錠(**acarbose**)，能抑制腸道的α-葡萄糖苷酶，阻斷澱粉的消化與吸收，會血糖升高較慢，建議飯後立即服藥，以減低餐後血中葡萄糖的增加。

❹ 胰島素增敏劑(thiazolidinediones)

如：愛妥糖錠(**pioglitazone**)和梵帝雅(**rosiglitazone**)，此類藥品作用在提升體內細胞對胰島素的敏感性，建議飯後或餐前三十分鐘內就吃藥。

❺ 雙胍類(Biguanide)

如：庫魯化錠(**metformin**)，主要是減少肝臟葡萄糖生成（肝臟中的肝醣會以葡萄糖的形式釋放到血液中，供給肌肉以及身體其他器官所需，提供身體能量）、減少葡萄糖的吸收，以降低血糖濃度。此類藥品因與胰島素分泌無關，較不易引起低血糖，但腎功能不好者應該調整劑量。飯前三十分內或飯後服用皆可。

血糖值，下次回診時與醫師討論，讓醫師評估病況，以便作調整。

建議糖尿病患者除了按時服藥，也要保持良好的飲食習慣及生活作息，讓血糖控制達到最佳的效果！

87 降血糖藥品「用對時辰能保命，用錯時辰可能致命」？

王老先生有糖尿病病史，平日有晨間運動的習慣，今天起床驗血糖時發現血糖值偏高，決定出門運動前先服用降血糖藥品，王老先生想：藥品再加上運動一定功效加倍，血糖值就能順利降下來。他一如往常到附近國小操場散步，不到半小時，就出現冒冷汗、手顫抖、頭暈的現象。他不以為意覺得可能是走太快了，便放慢腳步走回家，但還沒到家門，就呈現昏迷狀態倒在路旁，幸好被路人發現，及時送醫。

從以上案例來看，王老先生用藥時間出了「致命性的問題」，導致他出現低血糖症狀。

糖尿病的患者不是高血糖嗎？怎麼反而有低血糖的危險呢？

發生低血糖的原因大多是降血糖藥品、飲食及運動三者不平衡所引起，可能是降血糖藥與用餐時間不正確，或是運動量增加而沒有調整藥量。王老先生的情況是服藥後立刻去運動，沒有補充食物，身體沒有製造足夠的血糖，而運

藥師小叮嚀

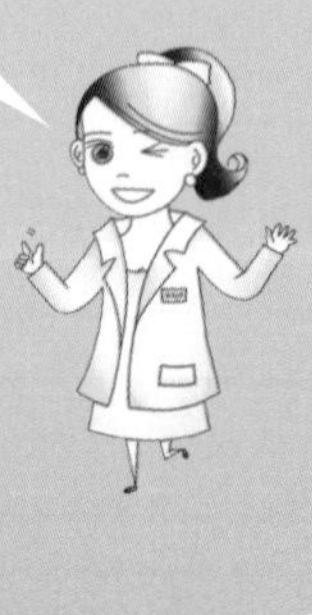

出現低血糖症狀時，要怎麼做呢？要依病人當下的意識狀態來做緊急處理。若患者意識清醒可立即給予方糖、果汁或汽水等含糖量較高的食物補充。若補充後症狀未改善，建議盡速就醫。但若患者意識不清時，請勿強行給予食物，這樣反而會造成呼吸道阻塞或吸

動和降血糖藥品都會消耗血糖，使得血糖過低，才引起低血糖症狀。若是需要餐前服用的降血糖藥品，服藥後請勿超過三十分鐘未進食。

以王老先生的例子來說，建議王老先生可以先去散步，回來再服用降血糖藥，接著吃早餐，這樣比較不會引發低血糖。所以說：降血糖藥品用對時辰能保命，用錯時辰可能致命！

入性肺炎，建議應立即送醫，注射葡萄糖液補充糖分。

88 何謂代謝症候群？

一大清早，六十七歲的張爺爺帶著健康檢查報告到社區藥局，請藥師協助解釋報告中顯示異常值的背後代表什麼意義。

藥師先請張爺爺坐下，並於五分鐘後量測血壓、體重與腰圍，同時評估報告結果，將結果整理如下：

姓名：張爺爺	體重：98公斤	腰圍：110公分	血壓：145/89 mm/Hg
檢查項目	參考數值	檢查結果	評估可能潛在的問題
空腹血糖	<100 mg/dL	145 mg/dL	高血糖
三酸甘油酯	<150 mg/dL	187 mg/dL	血脂異常
高密度脂蛋白	>40(50) mg/dL	24 mg/dL	血脂異常

藥師進一步詢問張爺爺是否曾經罹患高血壓、糖尿病或高血脂症等慢性疾

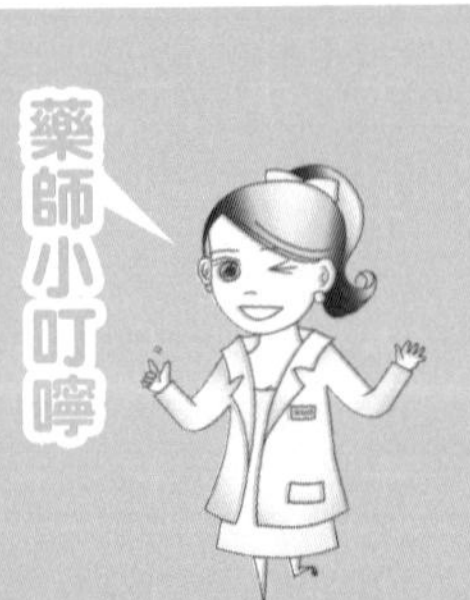

罹患代謝症候群時，會顯著提高未來罹患糖尿病（正常人的六倍）、高血壓（正常人的四倍）、高血脂（正常人的三倍）以及冠心病與中風的風險，若不加以重視，可能進一步導致腎臟傷害，最終只能靠洗腎延長壽命，得不償失。

病，張爺爺表示身體向來沒什麼異狀，所以也不是很清楚。於是藥師根據目前狀況，告知張爺爺可能罹患了代謝症候群。張爺爺一臉狐疑的望著藥師，什麼叫代謝症候群？

代謝症候群是一群不正常身體特徵與檢驗結果的總合，一般好發於生活作息不正常、飲食不均衡、不適量以及有抽菸與喝酒等不良生活習慣者。若符合下列條件三項以上，就可能罹患了代謝症候群。

❶男性腰圍九〇公分以上、女性腰圍八〇公分以上。
❷收縮壓高於一三〇毫米汞柱或舒張壓高於八五毫米汞柱
❸空腹血糖值高於一〇〇mg／dL。
❹三酸甘油酯高於一五〇mg／dL。
❺高密度脂蛋白（好的膽固醇）男性低於四〇mg／dL、女性則低於五〇mg／dL。

89 如何治療代謝症候群？

張爺爺聽完藥師對代謝症候群的解釋後，進一步詢問藥師該如何治療，於是藥師提供了以下意見：

首先張爺爺可先嘗試改變生活型態，如：減重、定期運動、戒菸、減少富含飽和脂肪酸食物、增加蔬果的攝取。一些人可藉由生活型態的改變將血壓及血糖控制於正常的範圍內，但絕大多數的人都需藉由藥物，才可降低血壓與三酸甘油酯，並增加體內好的膽固醇的含量。

張爺爺聽取藥師建議後，努力改變生活型態，然而三至六個月後，因成效不彰開始服用心臟科醫師開立的藥品，於是再度來到藥局尋求協助，藥師給張爺爺以下建議：

❶ 降血壓藥品方面

應定時與定量服用藥品，千萬不要自覺症狀改善或血壓回復正常而隨意停

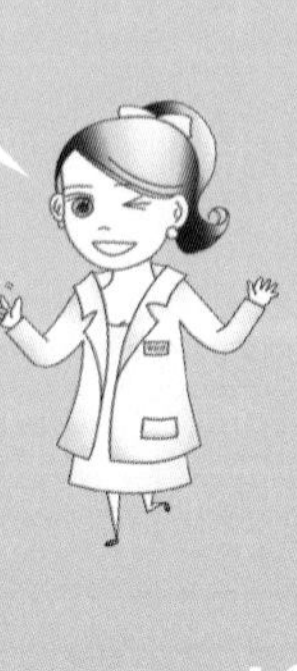

藥師小叮嚀

治療代謝症候群，除了服用醫師開立的藥品外，應搭配飲食與運動控制。同時為了避免服用不適當藥品，建議使用用藥紀錄卡，隨時更新用藥紀錄，以利醫師與藥師進行評估與追蹤。

藥，以免因血壓控制不佳而提高中風與腎病發生的風險。此外須避免與葡萄柚汁合併使用，以免發生血壓過低的現象。如服用藥物後若有任何不適，也應儘速諮詢醫師與藥師。

❷降血脂藥品方面

由於血脂異常並不會如同高血壓與高血糖有立即不舒服的症狀，所以也不要自行停藥，以免因長期膽固醇過高導致血管阻塞與心臟病。此外也不要與紅麴或葡萄柚汁一同服用，以免增加副作用發生的機會。治療期間可能會發生噁心、嘔吐、疲倦、頭痛與肝功能指數異常的情形，若發生肌肉痠痛的症狀，則應立即回診就醫。

❸降血糖藥品方面

每日需按時定量服藥，尤其是飯前、中與後服用的藥品不可馬虎。若口服降血糖藥品效果變差時，應加強飲食的控制，必要時聽從醫師建議改用胰島素治療，同時至少每半年檢查一次肝腎功能。隨身也應攜帶糖包或方糖，當察覺有臉色蒼白、心悸、暈眩以及發抖等疑似低血糖症狀時，應立即食用，以免發生危險。

90 老人常見的皮膚搔癢怎麼治療？

引起皮膚搔癢的原因相當多，如：疾病、氣候、飲食等。對老年人來說，除了上述因素，因年歲漸長，皮脂腺分泌能力與角質層保水功能的降低，使肌膚變得較易敏感和易感覺搔癢。

引起搔癢的常見原因有疾病（尿毒症、糖尿病、皮膚疾病等）、飲食（常吃辛辣、菸酒）、皮膚乾燥（正常老化、洗澡溫度過高等）。症狀有全身或局部搔癢，位置不定。

治療方面，醫師會依照引發病患搔癢的原因、患部大小……選擇適當的藥物，常見治療藥物有類固醇、抗組織胺等。類固醇廣泛用於多種皮膚病，而且消炎止癢效果甚佳，因此常發生病患擅自使用類固醇，導致不良反應的案例。類固醇使用的劑量、頻率、時間長短，一定要遵從醫師的指示。

當您使用抗組織胺藥物，如：壓敏(chlorpheniramine)、柏那(diphenhydramine)時，因此類藥物具有較強鎮靜及引起嗜睡的作用，所以使用後

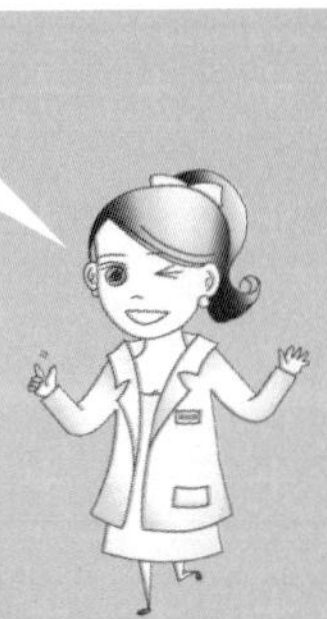

藥師小叮嚀

使用藥物時，除了遵從醫師囑咐，對於藥物使用方法、副作用、注意事項等應參考說明單的內容，若有疑惑或使用後出現不適，應馬上詢問藥師或醫師。

應避免操作機械或駕駛；對銀髮族來說，應特別注意因藥物的鎮靜效果而造成病患跌倒。

平日保養皮膚的方法為適時修剪指甲，避免指甲過長抓傷皮膚造成感染；當皮膚出現搔癢時，盡量用輕拍或按摩的方式，避免抓破皮膚；保持皮膚適當油脂，淋浴時不要用過熱的水，建議的水溫約在四〇℃。

CH03
不看會後悔的60個
常見疾病與用藥問題

請翻至P80 ▶

CH04

10

藥師良心告白的10個健康食品問題

91 保健食品多吃多健康？

王媽媽的藥櫃裡擺滿了親朋好友贈送和電視購物來的保健食品，有：紅麴納豆、銀杏、葉黃素、深海魚油、人參片、葡萄糖胺、鈣片，再外加綜合維生素。這些是王媽媽每天固定保健清單，幾乎就是把保健食品當飯吃。

根據調查，國人平均每日服用二種以上保健食品，但購買前會詢問專業醫療人員的比例低於七％，知道健康食品與藥品有交互作用的不到一％。民眾知道要注意藥品副作用，卻尚未警覺健康食品也可能帶來潛在的用藥風險。曾有報導指出，一名專門賣保健食品的銷售員，因為藥物性肝炎而死亡，後來醫師研判應該是銷售員體質特殊，且攝取過多自家保健食品，才導致猛爆性肝炎而死亡。

有些保健食品跟藥品是有交互作用的。目前衛生署食品藥物管理局整理出四種常見的保健食品（大蒜、人參、銀杏及紅麴）與常用藥物的交互作用報告：

❶ 大蒜與抗凝血藥物可邁丁(warfarin)併用會增加手術出血危險；與降血糖藥物併用可能造成低血糖的危險。

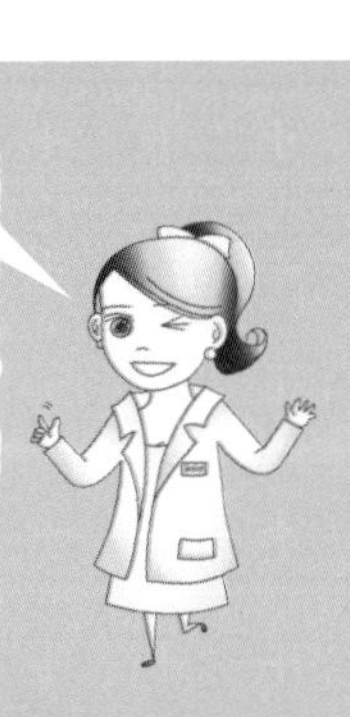

藥師小叮嚀

「保健食品」和「健康食品」有什麼不同呢？「保健食品」是一般食品都可以使用，但「健康食品」是專有名詞，有法律依據的（詳見問題92），兩者最大不同點在於：健康食品經衛生主管機關認證後，可訴求保健功效，但一般食品不行。

❷ 人參與降血糖藥併用會增加低血糖危險；與抗凝血藥併用，會使抗凝血作用降低；與特定降血壓藥物併用，會增加藥物的副作用。

❸ 銀杏本身有抗凝血作用與止痛藥阿斯匹靈(aspirin)併用會增加出血風險；與降血糖藥物併用會降低胰島素作用。

❹ 紅麴與抗病毒藥物、免疫抑制劑、降血壓藥、抗黴菌藥併用會增加橫紋肌溶解症風險，進而導致腎衰竭。

還有綜合維生素及抗氧化劑也不是多吃多健康。國人大多認為多吃可以抗氧化，但有研究指出，吃過多反而會致癌。那是因為部分的維生素在低劑量時會有抗氧化作用，但在高劑量時，卻會刺激自由基的產生，因此有致癌風險。

而銀髮族最愛補充的鈣片，是不是吃越多，越能補充鈣質、防止骨折或骨質疏鬆呢？這觀念是大錯特錯！攝取過多鈣片會導致便祕及腎結石，甚至有老人家因此腎衰竭。正確的防止骨質疏鬆方法，除了從飲食中攝取鈣質之外，也需要多曬太陽多運動。

在健康的情況下服用「適量」的保健食品，或許可讓身體更健康、更有活力。但是，健康食品不是吃多就是好，應該詢問醫師、藥師或營養師後，依據自己身體的需求補充適量保健食品。保健食品要用得正確，才保健康。

92 健康食品和藥品有什麼不同？

第四臺廣告充斥著誘人的健康食品廣告，號稱可抗衰防老的某某聖品，讓許多婆婆媽媽趨之若鶩。臺灣食品工業研究所曾做過統計，國人有高達七七%比例服用過號稱抗衰老的健康食品。然而這些所謂健康食品，吃了真的能保健康嗎？

大家應釐清觀念：健康食品絕對不是「藥」！健康食品是不能宣稱具有療效，若發現宣稱療效的健康食品，都可以向衛生主管機關檢舉，依《健康食品管理法》進行懲處。

什麼是健康食品？

根據《健康食品管理法》對健康食品的定義：提供特殊營養素或具有特定之保健功效，而非以治療或矯正疾病為目的之食品。

藥師小叮嚀

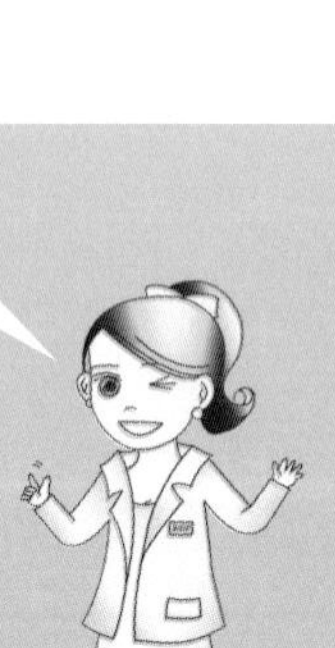

飲食均衡、適度的運動與良好生活作息，就是最好的保健！

服用健康食品主要是調節身體機能，不以治療為目的，千萬不要相信誇大的廣告。若要購買健康食品，應辨識經衛生署核可的產品，必要時，可利用「食品藥物消衛生署規定健康食品必須符合以下條件：

❶ 具備明確的保健功效「成分」；且具備合理的「攝取量」與「科學依據」。

❷ 經科學試驗或學理證明其無害，且具有明確及穩定的保健功效。

但是，健康食品對健康有什麼幫助呢？

健康食品是在健康情況下具備保健功效與「輔助」治病和「預防」效能。但是在不健康（特別是腎功能或肝功能異常）再併用藥品情況下，可能會增加身體負擔，甚至讓病情惡化。

目前衛生署核可通過的健康食品有二百一十四種，但實際上通路販售的應該不只這些數字。購買時，應特別注意是否有衛生署檢驗合格的「衛署健食字號」或「衛署健食規字號」及健康食品標章。

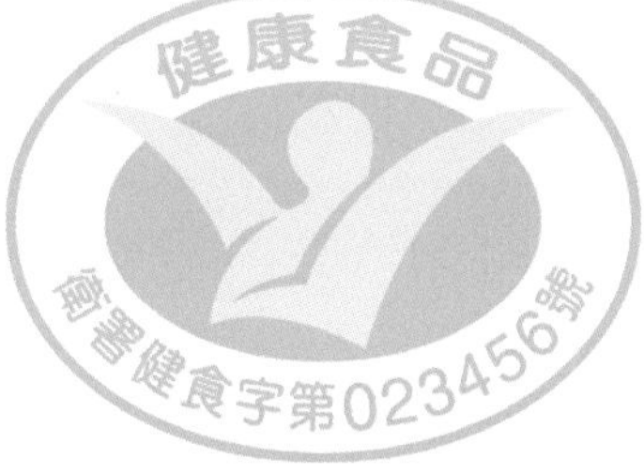

▲行政院衛生署健康食品標章

費者知識服務網」(http://consumer.fda.gov.tw/Food/InfoHealthFood.aspx?nodeID=162)線上查詢是否為合法的健康食品。

93 紅麴真的可以降血脂？

「紅麴」在近幾年的研究中發現有降血壓、降膽固醇等功效，成了健康食品熱銷產品之一。

民眾對於紅麴常有的Q&A：

Q：紅麴為什麼可以降血脂呢？

A：一九七九年遠藤教授率先在醱酵食品的紅麴菌中，發現莫那可林(monacolin K)。主要作用有抑制膽固醇合成，進而降低膽固醇的效果。

Q：如何辨別衛生署核可的紅麴健康食品？

A：市面上紅麴健康食品數百種，消費者應該選擇經衛生署檢驗合格的產品，目前衛生署通過僅十四件紅麴健康食品，依衛生署公告規定，其莫那可林至少應達四・八毫克，但不得超過一五毫克；橘黴素含量二

藥師小叮嚀

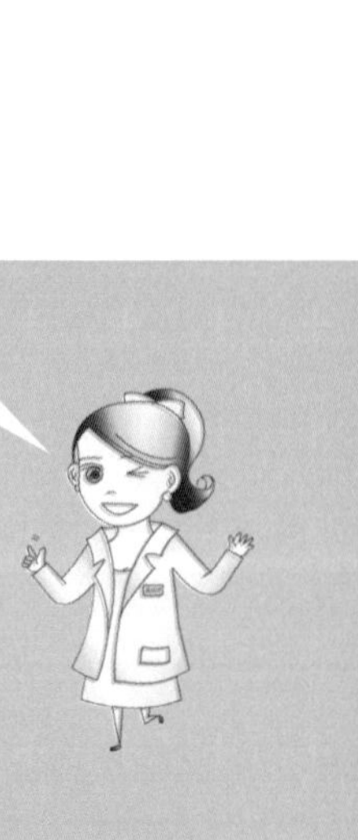

有服用降血脂藥物的民眾，並非所有含紅麴的食品都不能食用，如：紅麴餅乾、蛋捲、香腸等，這些食品所含的紅麴成分非常少且不具有功效，可以正常食用。

特別提醒，若是以下民眾請避免使用紅麴膠囊健康食品：

1 已經在服用降血脂

ppm以下。可至「食品藥物消費者知識服務網」線上查詢確認是否為合法健康食品。

Q：可以同時服用降血脂藥物和紅麴健康食品嗎？

A：不行。紅麴膠囊是經純化過的，紅麴具有療效是因為含有降血脂藥品成分和其他降血脂藥物如：立普妥(atorvastatin)、益可脂(fluvastatin)、冠脂妥(rosuvastatin)等的活性作用。服用這類降血脂藥物的民眾，若同時服用紅麴膠囊，等於同時服用了兩種作用相同的降血脂藥物。

藥的民眾，建議由醫師開立藥物同時監控血脂。

2 紅麴有活血的功效，並不建議孕婦食用，以免產生出血的危險。

3 即使是衛生署檢驗通過的紅麴膠囊，應依照標示服用，若是過量會對肝臟及腎臟造成負荷。一般建議一天盡量不要超過九．六毫克，服用前一定要請教醫師或藥師。

94 銀杏真的可以治療失智症？

要了解銀杏是否真的可以治療失智症，就必須先針對失智症發生的原因與銀杏的功效等兩方分析。

以最常見的退化性失智症——阿茲海默氏症來說，目前對引起阿茲海默症的根本原因還不清楚，也沒有藥物能夠較全面性的阻止阿茲海默氏症的發生，只能延緩疾病的進程。有醫學文獻指出腦內的乙醯膽鹼(acetylcholine)濃度不足與阿茲海默氏症的智能減退有關。因此，臨床上常用來治療阿茲海默症的藥物主要為乙醯膽鹼酵素抑制劑(acetylcholinesterase inhibitor)，如：愛憶欣(donepezil)、憶思能(rivastigmine)，可以阻止腦內乙醯膽鹼被水解掉。

銀杏在中醫學上具有潤肺定喘、澀精止帶的功效，對於支氣管氣炎、慢性支氣管炎等，具良好的治療效果。銀杏葉則具有斂肺平喘、活血止痛功效。

近代醫學研究，銀杏的主要藥理活性成分（銀杏葉萃取出來的主要成分包括二四%的銀杏酚酮配糖體〔ginkgo-flavone glycosides〕及六%的類萜素

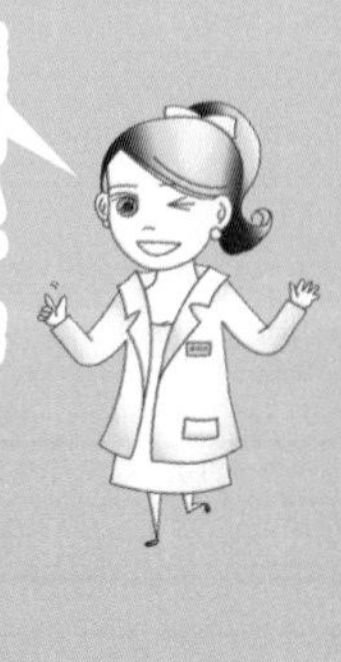

藥師小叮嚀

若日常保健服用銀杏又同時服用其他慢性病藥品時，需要特別注意：根據研究顯示，併用銀杏可能會影響部分降血壓、降血糖藥品的藥效，甚至可能引發出血的危險，因此請與專業的醫藥人員討論，以避免不必要的風險。

〔terpenoids〕）可以增加腦部血流量，提高氧氣供應與葡萄糖的吸收利用，以防止腦細胞受損，同時也可以加強腦細胞對低血氧的耐受性。銀杏葉萃取物為血小板活化因子拮抗劑，可以抑制血小板凝聚、防止血栓形成。再者，它具有抗氧化及清除自由基作用，可以防止自由基所誘發的血管病變。在血管方面，它可以刺激動脈內皮細胞釋放血管舒張因子，使血管擴張進而改善血流及微血管通透性，並強化血管壁，增加血管彈性。

所以，銀杏對於退化性失智症並沒有直接的治療效果。不過，它可以使血管擴張，增加腦部血容量及提高氧氣供應，或許可以預防退化性失智症。

和銀杏併用可能引發交互作用的藥品

併用藥物	交互作用
消化道潰瘍用藥　樂酸克(omeprazole)	降低樂酸克血中濃度。
降血壓用藥　苯噻(thiazide)類藥品	反而造成血壓上升。
降血壓用藥　培爾吉平(nicardipine)	可能降低降血壓藥物作用。
抗癲癇用藥　帝拔癲(valproate)	可能使癲癇復發。
降血糖用藥　胰島素(insulin)	可能降低胰島素作用。
非類固醇抗發炎藥物	可能增加出血風險。
緩解間歇性跛足用藥　普達錠(cilostazol)	可能增加出血風險。

95 吃大豆異黃酮可以補充女性荷爾蒙？

異黃酮是種天然的植物性雌激素，主要在大豆和其他豆科植物中被發現，而以大豆中的含量最多。一公斤的大豆可萃取十七・五毫克的異黃酮，所以這類植物性雌激素又被稱為大豆異黃酮。

大豆異黃酮是植物性荷爾蒙，結構與女性雌激素相似，具有雌激素的生理作用。進入更年期的婦女，由於停經後雌激素分泌減少而引起身體不適的症狀，大豆異黃酮可發揮類似女性雌激素的作用，舒緩不適並有效緩解更年期障礙，如：熱潮紅、憂鬱、失眠等症狀。另外，大豆異黃酮對於骨質疏鬆、肌肉痠痛、心悸等症狀，也有改善的效果。

但是，大豆異黃酮是否能被身體代謝成有效物質，是因人而異，並非所有的停經後婦女都適用。

多數的醫學研究顯示，大豆異黃酮用於停經後婦女，具有緩解輕微的更年期症狀，與荷爾蒙替代療法比較，補充植物性雌激素較無藥物方面的副作用，

藥師小叮嚀

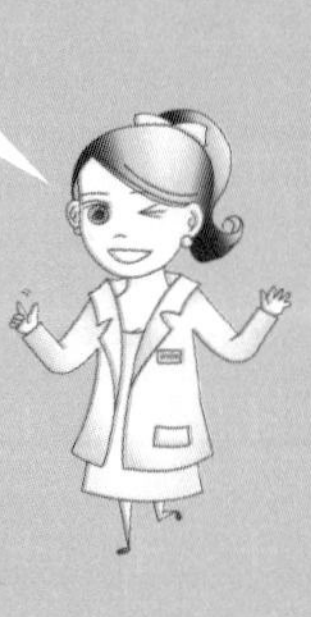

其實可以食用大豆及其製品，如：豆漿、豆腐等，來攝取大豆異黃酮，是較為天然與簡便的方式。如果在飲食方面攝取量不足，再考慮是否以相關產品製劑來補充，如：大豆異黃酮濃縮膠囊。

針對有痛風病史或是尿酸過高者，在日常飲食中適當的攝

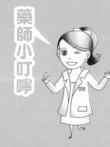

但針對較為嚴重的更年期症狀仍建議就醫評估。

目前在市面上，各大藥局及藥妝店皆有販售大豆異黃酮或相關的保健食品，建議民眾在選購時，應確認具有明確標示的產品，以確保安全性。

取及營養均衡下，大豆製品並不需要刻意的避免，其中所含的普林在正常攝取下都不至過量，特別注意避免在急性期攝取過多的豆類製品即可。另外，易結石的人、慢性腎衰竭患者、糖尿病患者及對豆類過敏而易產生脹氣者，食用大豆類製品應特別注意。

96 維骨力真的可以「吃骨補骨」？

許多中老年人把維骨力當成必備的保養食品，其實服用維骨力只能改善關節疼痛不適的症狀，延緩軟骨退化的速度，但沒有證據證明維骨力可預防退化性關節炎，所以不建議當成保養藥天天吃，建議有退化性關節炎初期症狀的中老年人才需要服用。

維骨力是義大利羅達(Rotta)大藥廠的專利名稱，由於維骨力非常有名，所以一般民眾把所有葡萄糖胺的產品，都叫維骨力。

維骨力主要成分是葡萄糖胺硫酸鹽(glucosamine sulfate)，適用於退化性膝關節炎，可在體內經由葡萄糖合成，再轉化成醣蛋白質(glycoproteins)和葡萄氨聚糖(glycosaminoglycans)，刺激軟骨再生。提供葡萄糖胺(glucosamine)可提升軟骨內蛋白多醣(proteoglycan)的合成，使軟骨成分的分解與合成達到平衡，因此可緩解關節炎發生時軟骨的惡化，有助於病情的改善。

葡萄糖胺是人體可自行合成的物質，存在於軟骨與其他結締組織中。可以

藥師小叮嚀

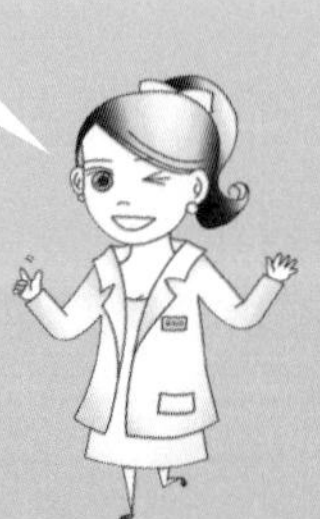

「維骨力能治療骨質疏鬆」是錯誤的聯想，以為藥名叫做「維骨力」，應能加強骨骼強度，事實上並非如此。維骨力主成分葡萄糖胺只是一種關節軟骨基質的成分，與骨鈣代謝及骨質疏鬆的治療無關。目前沒有證據顯示此藥品對於治療退化性關節炎有明確的療

刺激軟骨細胞生產膠原蛋白(collagen)及蛋白多醣，修護受損的軟骨組織，使軟骨吸收足夠的潤滑液，維持骨關節的健康。當人體老化發生退化性關節炎時，軟骨中葡萄糖胺的生成與分解易失去平衡，而導致關節軟骨磨損，出現關節僵硬、發炎及疼痛的情形，因此，在早期退化性關節炎發生時，適量補充葡萄糖胺，對於不適症狀的緩解的確有些許的幫助成效。但是絕對與「補骨」沒有任何關係。

目前葡萄糖胺的安全建議劑量及療程建議：

❶ 輕度至中度之關節症狀

每天二次；每次五〇〇毫克，連續治療六週。

❷ 嚴重症狀之關節炎

(1) 初期劑量：每天三次，每次五〇〇毫克，持續至少八週。

(2) 維持劑量：每天二次，每次五〇〇毫克，治療三至四個月。

建議在飯前十五分鐘服用。

效，因此只建議民眾輔助藥品服用，避免當成營養補充品，一味大量的服用喔！

97 綠藻是健康長壽的祕方？

六十三歲的張太太看到電視節目介紹，綠藻有幫助睡眠、幫助排便及幫助脂肪分化的功效，又可以增強免疫力。張太太想到最近腸胃消化不良，晚上又睡不好，也有高血脂的毛病，看了實在太心動了，於是殺到藥房買了一罐「綠巨人小藻」，雖然外盒包裝每日建議服用量十五顆，但張太太想自己的症狀比較嚴重，應該要多吃幾顆，於是自行增加劑量，但感覺症狀改善有限，於是增加至一天服用三十顆，連續服用一個月後，張太太感到焦慮、心悸、盜汗現象，睡不著的狀況又更嚴重，連手腳膚色也變黃。就醫後，醫師診斷她有甲狀腺機能亢進的問題。

綠藻內含多種營養素，包括：蛋白質、纖維、葉綠素、β-胡蘿蔔素、維生素B、C、E、K及鐵等，因綠藻的營養價值高，所以廣告也強打綠藻是健康長壽的祕方。但就算是高營養價值的健康食品也不可過量服用，過量反而傷身。

藥師小叮嚀

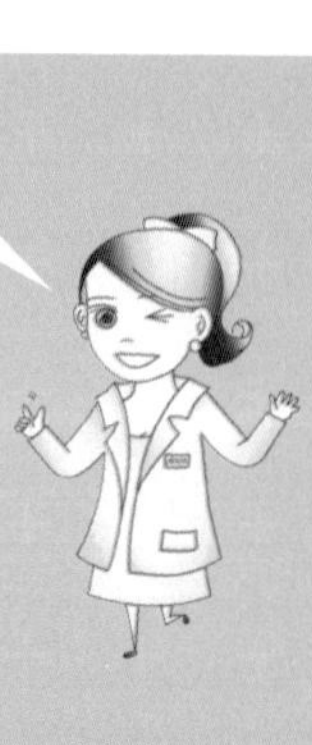

建議劑量是依照健康成人研究評估合理安全劑量，所以服用時須依建議劑量服用，勿因為是保健食品而自行增加劑量。

若是年長者或身體有特殊疾病者（如肝腎功能不佳者或慢性疾病者），服用前請先詢問專業的醫藥人員。

購買前也須認明

因為藻類食物中，像是海帶、昆布等含有豐富的碘。碘雖是身體所需的微量元素，需要從食物中攝取，但張太太未依建議劑量，而過量服用，因此攝取過多的碘，造成甲狀腺機能亢進，所以才會有焦慮及心悸的現象。

因綠藻內也含有β-胡蘿蔔素，β-胡蘿蔔素有預防心臟疾病及老年性眼球黃斑部病變等作用。食用過量時，胡蘿蔔素會沉積在角質或皮下脂肪較厚的地方（食用過多的南瓜、木瓜及胡蘿蔔也會有相同情況），使得手腳膚色變黃，但只要停止服用一段時間，色素沉澱現象就會恢復。這種色素沉積的情況和肝臟疾病造成的黃疸現象不同，最明顯的地方可由眼白判斷，色素沉澱者眼白並不會變黃。

是否為合法的健康食品，才不會吃到來路不明的重金屬綠藻，反而傷身。

98 魚油可不可以跟葉黃素一起吃？

葉黃素是天然的植物色素，普遍存在於蔬果中，例如菠菜、玉米以及奇異果等，是很不錯的抗氧化劑，可以保護身體的細胞避免受到自由基的傷害。葉黃素也存在於人體的眼睛、皮膚及心臟等的部位，特別以眼睛最為重要。而我們的身體無法自行合成葉黃素，必須由外界的食物攝取。

魚油是深海魚類中脂肪的萃取物，裡頭富含EPA、DHA這兩種對身體有益的Omega-3脂肪酸，是一種人體無法自行合成的不飽和脂肪酸。魚油裡的EPA可以防止動脈血管的硬化、改善三酸甘油脂；DHA是腦細胞中重要的成分，對於視覺細胞也有助益。

葉黃素和魚油都被稱為「眼睛的維生素」，對眼睛的視網膜都有幫助。吃葉黃素主要是保養視網膜的黃斑部（視網膜的中央位置，為眼睛最重要的部位），可以保護黃斑部免受紫外線的傷害，對於老年人來說特別重要。魚油除了可以幫助穩固視網膜細胞外，也可以降低三酸甘油脂、防止血栓的形成，同

藥師小叮嚀

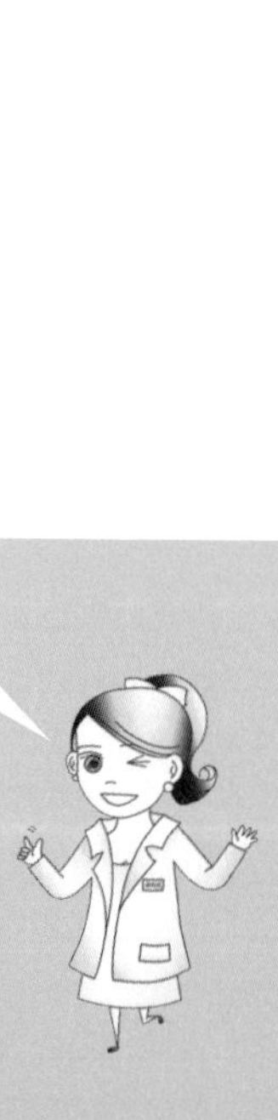

特別提醒：魚肝油跟魚油是完全不同的東西，魚肝油的成分是維生素A、維生素D。

其實，如：芥花油、大豆油、橄欖油等多種植物油、深海魚類中，都含有Omega-3不飽和脂肪酸，另外，多攝取核果類也可以得到這些營養素；深色蔬果中

時服用凝血的相關藥物時，要特別注意。

魚油和葉黃素都屬於「養眼」的保健食品，對眼睛的保健功效其實不大一樣，是可以一起併服的，甚至坊間已有此兩類複合成分的商品。但建議適量服用，才能真正達到保健效益。魚油每日建議攝取量Omega-3脂肪酸不要超過二・〇克，葉黃素食品每日攝取量建議不要超過三〇毫克。

也含有葉黃素成分，只要維持均衡飲食，或許就沒那麼必要額外補充這些健康食品了。

99 吃納豆激酶可能增加出血的風險？

公園的大榕樹下，又聚集了一群銀髮族在那兒泡茶、聊天。

九叔公：「阿土伯、五嬸婆，之前你們去看醫生，醫生有跟你們說生的是什麼病？」

阿土伯：「有啊，醫生跟我說我身體出現中風的病兆，需要吃口服抗凝血劑可邁丁(warfarin)，來控制病情。」

五嬸婆：「我女兒有買納豆激酶給我吃，她說可以預防中風。阿土伯，你要不要吃看看？」

阿土伯：「好呀！拿來吃看看！」

一週過後，阿土伯上廁所時發現有解黑便的情形，非常緊張去看醫師，經過檢查發現腸胃道出血，需要住院觀察。

從上述的案例可以知道，藥品與健康食品之間是有交互作用的。納豆激酶

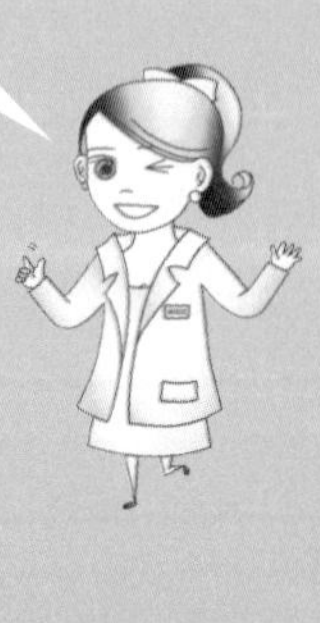

藥師小叮嚀

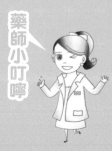

當您有需要服用健康食品時，應先與您的醫師或藥師進行討論之後再服用，以避免不必要的副作用產生。

(nattokinase)是一種蛋白質分解酵素。文獻研究指出納豆激酶對於血栓中的主要成分血纖維蛋白(fibrin)有專一性的分解能力，具有溶解血栓的作用。而一般醫師開立用來治療血栓的藥品為口服抗凝血劑可邁丁，主要的作用是抑制維生素在體內生合成，來達到抑制凝血的作用。依據藥物的特性，兩種藥物一起服用，可能會造成出血的風險。

因此，若您正在服用可邁丁及納豆激酶，請盡快與您的醫師或藥師聯繫，並停用納豆激酶。

100 銀髮族應特別補充綜合維生素？

事實上，如果以正常攝取食物來說，我們每天所攝取維生素的量是足夠的。但是，年長者由於消化功能也逐漸退化，也經常因為牙齒或是咀嚼能力退化的緣故，有許多食物並不能完全的攝取。因此，可視狀況補充綜合維生素，但是並不是人人都必要。

建議年長者如果每天有定時並且正常攝取食物，則不一定要補充綜合維生素。然而，如果無法正常攝取食物或是偏食、厭食，那綜合維生素的補充就相對重要了。而綜合維生素的選擇建議選擇老年人專用的綜合維生素。銀髮族專用的綜合維生素的成分中，有針對老人家較易缺乏的維生素D、維生素E、維生素B_{12}、鈣質及鐵質，給予較高劑量的補充。

由於綜合維生素中含有鈣質及鐵質等成分，甚至有些商品還會添加納豆激酶，因此在服用藥品時，需要與綜合維生素服用的時間有所間隔。一般而言，建議綜合維生素的服用時間在飯前服用，而藥品則是在飯後服用。

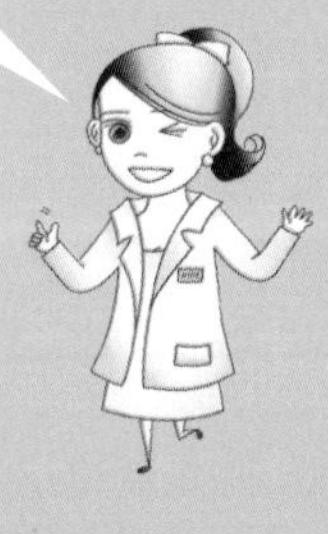

藥師小叮嚀

市售的綜合維生素很多種，銀髮族專屬的維生素與成年人或幼童使用的有效成分有差異，因此不要隨意將自己服用的維生素分送給他人使用！此外，維生素不是萬靈丹，要定時定量的補充，千萬不能任意大量服用，以免造成身體負擔，花錢又傷身。

維生素與藥物的交互作用

維生素	交互作用藥品	交互作用導致之後果
維生素A	‧抗心律不整藥臟得樂錠（amiodarone） ‧抗結核藥異菸鹼醯錠（isoniazid）	可能引起肝臟毒性
	‧抗凝血劑可邁丁（warfarin）	可能增加出血的危險
維生素E	‧阿斯匹靈 (aspirin) ‧非固醇類抗發炎藥物，如：異布洛芬(ibuprofen)、那普洛辛(naproxen) ‧抗凝血劑可邁丁（warfarin）	可能增加出血機率
維生素D	‧心衰竭用藥隆我心錠(digoxin)	與高劑量維他命D併用引起心律不整的危險
	‧胃潰瘍用藥袪潰(cimetidine)	使維他命D濃度下降
維生素K	‧抗凝血劑可邁丁	降低抗凝血劑可邁丁活性
葉酸	‧抗癲癇用藥苯巴比妥錠(phenobarbital)	降低苯巴比妥錠(phenobarbital)的療效
維生素B6	‧抗癲癇用藥苯巴比妥錠及癲能停（phenytoin） ‧抗帕金森氏症藥物利伯達（levodopa）	降低左述藥物的療效
菸鹼酸	‧HMG-CoA還原酶類降血脂藥物，如立普妥(atorvastatin)、益脂可(fluvastatin) 、冠脂妥(rosuvastatin)、脂落(simvastatin)	可能引起肌肉病變的危險
	‧阿斯匹靈 ‧非固醇類抗發炎藥物，如：異布洛芬、那普洛辛 ‧抗凝血劑可邁丁	可能增加出血機率

CARE 系列 010

正確吃藥——銀髮族最常問藥師的100個問題

作　者—大林慈濟醫院藥劑科莊美華等
插　圖—子　衫
主　編—顏少鵬
責任編輯—李玉霜
校　對—陳　嫺
美術設計—我我設計工作室 wowo.design@gmail.com
責任企劃—曾睦涵

總 編 輯—李采洪
發 行 人—趙政岷
出 版 者—時報文化出版企業股份有限公司
10803台北市和平西路三段二四〇號六樓
發行專線—（〇二）二三〇六—六八四二
讀者服務專線—〇八〇〇—二三一—七〇五．〇二—二三〇四—七一〇三
讀者服務傳真—〇二—二三〇四—六八五八
郵撥—一九三四—四七二四 時報文化出版公司
信箱—台北郵政七九～九九信箱

時報悅讀網—http://www.readingtimes.com.tw
電子郵件信箱—newstudy@readingtimes.com.tw
時報文化第二編輯部臉書—時報㊣之二http://www.facebook.com/readingtimes.2
法律顧問—理律法律事務所 陳長文律師、李念祖律師
印　刷—盈昌印刷股份有限公司
初版一刷—二〇一一年十月二十一日
初版五刷—二〇一八年八月三十一日
定　價—新台幣三〇〇元

時報文化出版公司成立於一九七五年，
一九九九年股票上櫃公開發行，二〇〇八年脫離中時集團非屬旺中，
以「尊重智慧與創意的文化事業」為信念。

正確吃藥——銀髮族最常問藥師的100個問題 / 大林慈濟醫院藥劑科莊美華等著. -- 初版. -- 臺北市：時報文化，2011.10
面 ； 公分

ISBN978-957-13-5254-1（平裝）
1.服藥法 2.投藥 3.老年 4.問題集

418.74022　　100020015

ISBN 978-957-13-5254-1
Printed in Taiwan